メディカルスタッフから教職員まで

アレルギーのはなし

予防・治療・自己管理

秋山 一男
大田　健
近藤 直実
［編］

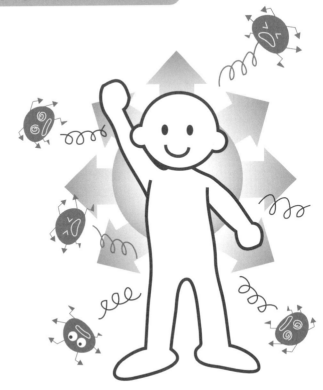

朝倉書店

●編集者●
秋山一男　元国立病院機構相模原病院院長
大田　健　国立病院機構東京病院院長
近藤直実　岐阜大学名誉教授，平成医療短期大学学長

●執筆者● (五十音順)
足立　満　国際医療福祉大学臨床医学研究センター教授，山王病院アレルギー内科
池澤善郎　あい皮ふ科アレルギー科院長
今井孝成　昭和大学医学部小児科学講座講師
海老澤元宏　国立病院機構相模原病院臨床研究センターアレルギー性疾患研究部長
大久保公裕　日本医科大学大学院医学研究科頭頸部感覚器科学分野教授
大矢幸弘　国立成育医療センター生体防御系内科部アレルギー科医長
岡田　悠　亀田ファミリークリニック館山家庭診療科後期研修医
片山一朗　大阪大学大学院医学系研究科情報統合医学皮膚科学講座教授
勝沼俊雄　東京慈恵会医科大学附属第三病院小児科診療部長
北島芳枝　NPO法人相模原アレルギーの会副理事長
北林　耐　国際医療福祉大学三田病院小児科教授
久保千春　九州大学総長
駒瀬裕子　聖マリアンナ医科大学横浜市西部病院呼吸器内科病院教授
庄司俊輔　国立病院機構東京病院副院長
園部まり子　NPO法人アレルギーを考える母の会代表
高村悦子　東京女子医科大学医学部眼科臨床教授
竹井真理　国立病院機構相模原病院臨床研究センターアレルギー性疾患研究部流動研究員
田中明彦　昭和大学医学部内科学講座呼吸器アレルギー内科講師
谷口正実　国立病院機構相模原病院臨床研究センター長
土橋邦生　群馬大学大学院保健学研究科教授
長岡　徹　NPO法人アレルギーを考える母の会代表理事
長瀬洋之　帝京大学医学部内科学講座呼吸器・アレルギー学教授
西岡謙二　西岡アレルギークリニック院長
灰田美知子　半蔵門病院副院長
林　典子　ソニー学園湘北短期大学生活プロデュース学科講師
福冨友馬　国立病院機構相模原病院臨床研究センター診断・治療薬開発研究室長
松永佳世子　藤田保健衛生大学医学部アレルギー疾患対策医療学教授
宮本昭正　東京大学名誉教授，新橋アレルギー・リウマチクリニック院長
矢上晶子　藤田保健衛生大学医学部皮膚科学講座臨床教授
山口正雄　帝京大学医学部内科学講座呼吸器・アレルギー学教授

刊行にあたって

　我が国のアレルギー疾患患者は，約20年前に人口の30%超，すなわち3人に1人が何らかのアレルギー疾患に罹患していることが厚生労働省研究班の疫学研究で明らかになり，世間の注目を浴びた．それが，最近の調査ではさらに増加し，スギ花粉症などを代表として，今や我が国人口の半分は何らかのアレルギー疾患に罹患しているという報告がある．アレルギー疾患は，一昔前に国民の健康問題・衛生問題として行政上も重要な疾患群であった細菌やウィルスによる感染症に代わって，今や国民病と言っても過言ではない一般的な疾患となってきた．アレルギー疾患はこれまで欧米を中心とした文明国に多く，いわゆる発展途上国にはまだまだ少ない疾患と考えられてきたが，近年は，アジアや南米等でも決して少なくない疾患となっている．すなわち，これまで遺伝的素因をもつある限られた特異体質の人だけが罹患する疾患と考えられていたが，実は，決してまれな珍しい疾患ではないことが少しずつ国民の間でも理解されてきた．最近マスコミでも話題となった学校給食での食物アレルギー患児の誤食の問題や加水分解小麦配合の石鹸による多数のアレルギー患者の続出など，身近な問題として否応なしに社会的対応が必要になっている．

　アレルギー疾患は，気管支喘息，アレルギー性鼻炎，アトピー性皮膚炎，食物アレルギー，薬物アレルギーなど，乳幼児から高齢者まで全世代が罹患しうる疾患群である．その原因となるアレルゲンは，家塵中のダニ，カビ，昆虫やペットの毛垢，季節ごとに我々の目を楽しませてくれる木や草花の花粉，卵や牛乳など，日常生活環境においていつでも曝露しうるよく知られた物質である．しかしながら，原因物質であるアレルゲンの確定診断は，専門性が求められ，必ずしも容易ではなく，また原因が確定した後の環境整備等の予防・管理も基本的に自己管理を中心とするため，その患者・家族に対して，自己管理法についての知識や実践方法を教育することもそう簡単ではない．

　最近は，主として医師向けにアレルギー疾患のみならず，各種疾患の診断・治療・管理に関してのガイドラインが刊行され普及している．アレルギー疾患においても個々の疾患ごとのガイドラインの刊行はもとより，アレルギー疾患ほぼすべてを網羅する「アレルギー疾患診断・治療ガイドライン」が2007年に初めて日本アレルギー学会より刊行され，2010年，2013年に疾患群を増やし，改訂版

が刊行されている．アレルギー疾患においては，自己管理の重要性から「自己管理マニュアル」として厚生労働科学研究班や環境再生保全機構研究班さらには各種患者会で作成され，その普及に努めている．また，厚生労働科学研究事業の中では，地方自治体のアレルギー行政としてのアレルギー相談窓口等を担当する職員向けの相談員養成研修会をすでに10年以上にわたり毎年開催している．さらに環境再生保全機構では，ソフト3事業として，喘息を主としたアレルギー疾患について旧公害認定地区の自治体への助成を通して健康診査事業，相談事業，機能訓練事業を毎年実施している．このようにアレルギー疾患患者さんのQOL向上のため，多角的な視点で予防・治療・管理に向けた我が国の動向がある．

さらに2014年6月に「アレルギー疾患対策基本法」が国会において審議・通過した．まさに今後の我が国のアレルギー疾患に対しての国としての本格的な取り組みも始まろうとしている．

これまで，すでに医師向けには多くのアレルギー専門書が出版されているが，患者さんからの日常的な相談や質問に対して対応している看護師や薬剤師，自治体相談窓口担当者など医師以外のアレルギー医療関係者向けのアレルギーに関する書物が意外と少ないことを考慮し，また，患者さんや患者さんのご家族，さらには一般国民の方々にも国民病ともいうべきアレルギー疾患についての理解を深めていただくために本書を刊行することにした．

編集者を代表して　秋 山 一 男

目　　次

第1部　総論

第1章　アレルギー疾患の歴史－紀元前からあったアレルギー疾患－
……………………………………………………………〔宮本昭正〕…1
- 1.1　古代の歴史…………………………………………………1
- 1.2　紀元後から…………………………………………………2
- 1.3　19世紀………………………………………………………3
- 1.4　20世紀………………………………………………………4
- 1.5　我が国における歴史………………………………………5

第2章　なぜアレルギーになるのか
　　　　－からだのしくみと免疫，アレルギーの発症機序－
………………………………………〔北林　耐・田中明彦・足立　満〕…8
- 2.1　免疫とアレルギー…………………………………………8
- 2.2　アレルギーの発生機序……………………………………11

第3章　アレルギー疾患の原因物質
　　　　－身の回りのなんでも原因アレルゲンとなる－……………〔西岡謙二〕…15
- 3.1　気管支喘息の原因アレルゲン……………………………15
- 3.2　花粉症，アレルギー性鼻炎，アレルギー性結膜炎の原因アレルゲン…17
- 3.3　アトピー性皮膚炎の原因アレルゲン……………………18
- 3.4　食物アレルギーの原因アレルゲン………………………18
- 3.5　薬物アレルギーの原因アレルゲン………………………19
- 3.6　職業性アレルギー…………………………………………19

第4章　アレルギー疾患の患者さんはどんな訴えが多いか
　　　　－その診断方法，鑑別方法－……………………………〔谷口正実〕…22
- 4.1　長引く咳の鑑別診断………………………………………22

4.2 喘息の診断―喘鳴や咳，息苦しさから喘息を的確に診断する―……… 26

第5章 文明病としてのアレルギー疾患対策―アレルギー疾患は自己管理が必要な疾患であると同時に，周囲の理解と協力が必要な疾患でもある―
…………………………………………………………〔灰田美知子〕… 31
5.1 重症化予防の根拠………………………………………………… 31
5.2 誘発因子の回避…………………………………………………… 32
5.3 ライフサイクルに応じた自己管理指導………………………… 34
5.4 社会的支援………………………………………………………… 36
5.5 患者と市民への教育指導………………………………………… 36

第6章 周囲の人たちの支え方
　　　―適切な自己管理のための病診連携，病薬連携と周囲の理解の必要性―
………………………………………………………………〔駒瀬裕子〕… 40
6.1 医療連携の目的…………………………………………………… 40
6.2 医療連携の方法…………………………………………………… 42

第2部　各論
―いろいろなアレルギー疾患：乳幼児から高齢者まで全世代がかかる可能性―

第7章 呼吸器のアレルギー
7.1 子ども（小児）の喘息および類似の非アレルギー疾患…〔勝沼俊雄〕… 47
7.2 おとな（成人）の喘息および類似の非アレルギー性呼吸器疾患
………………………………………………………………〔庄司俊輔〕… 55
7.3 過敏性肺炎および類似の非アレルギー性疾患の診断と治療
……………………………………………………………………………… 63

第8章 鼻のアレルギー……………………………………〔大久保公裕〕… 67
8.1 通年性アレルギー性鼻炎の診断と治療………………………… 67
8.2 各種花粉症の診断と治療・予防・花粉情報について………… 72

8.3　スギ花粉症対策としての各省庁の施策の現状と将来像……………………75

第9章　眼のアレルギー………………………………………〔高村悦子〕…77
9.1　アレルギー性結膜炎および類似の非アレルギー疾患の診断と治療・予防
　………………………………………………………………………………77
9.2　自己管理のポイント―環境整備と治療・管理の心構え―………………81

第10章　皮膚のアレルギー
10.1　子ども（小児）のアトピー性皮膚炎および類似の非アレルギー疾患の病態，診断と治療……………………………………………〔大矢幸弘〕…84
10.2　成人アトピー性皮膚炎の臨床病型別の診断と治療………〔池澤善郎〕…90
10.3　蕁麻疹の臨床病型別の診断と治療…………………………………………98
10.4　接触皮膚炎・かぶれの臨床病型別の診断と治療………………………101

第11章　食物アレルギー
11.1　小児食物アレルギーの診断と治療，予防
　………………………………〔竹井真理・岡田　悠・海老澤元宏〕…105
11.2　成人食物アレルギーの診断と治療…………………………〔福冨友馬〕…109
11.3　自己管理のポイント―食物アレルギーの栄養食事指導―
　………………………………………………………………〔林　典子〕…114

第12章　薬物アレルギー………………………………………〔山口正雄〕…120
12.1　薬物アレルギーの発症機序，診断，予防，治療………………………120
12.2　薬物による皮膚アレルギーの診断，予防，治療………………………124

第13章　様々なアレルギー
13.1　ラテックスアレルギーとは―診断と予防，治療―
　……………………………………………〔矢上晶子・松永佳世子〕…128
13.2　職業性アレルギー疾患とは―職場環境で起こるアレルギー疾患―
　…………………………………………………………………〔土橋邦生〕…133
13.3　アレルギー疾患と心身医療―アレルギーと心の問題―
　…………………………………………………………………〔久保千春〕…137

第14章 患者さんの立場から
－国・地方自治体，医療関係者，周囲の方々への希望－
14.1 小児患者の立場から ……………………………〔園部まり子〕… 143
14.2 成人患者の立場から ……………………………〔北島芳枝〕… 147

あとがき……………………………………………………………… 153
索　　引……………………………………………………………… 154

── **コラム目次** ──────────────────────

コラム1．アレルギー疾患対策基本法……………………〔長岡　徹〕… 39
コラム2．アトピー性皮膚炎とフィラグリン……………〔片山一朗〕… 97
コラム3．加水分解小麦含有石鹸と小麦粉による食物アレルギー
　　　　　……………………………………〔松永佳世子・矢上晶子〕… 113
コラム4．学校給食における食物アレルギー対応について ……〔今井孝成〕… 119
コラム5．アレルギーに関しての新しい治療法開発の現状
　　　　　－炎症の下流から上流へ………………………〔長瀬洋之〕… 142

第 1 部　総論

1 アレルギー疾患の歴史
―紀元前からあったアレルギー疾患―

1.1　古代の歴史

　紀元前 2838～2698 年に権勢を誇ったと伝わる中国の"炎帝"こと神農は, 中国の農業, 医薬の祖とされている. 神農は薬草の治療効果に強い関心をもっていたといわれ『神農本草経』に名が残されている. これは薬草の使用方法を説いたものである. この最古の薬草書は口述により伝承されたが, 文字により記録されたのは紀元前 1, 2 世紀の頃とされている. その中にエフェドリンの原料である麻黄についての記述がみられる.

　歴史的にみてアレルギーの初例とみなされるのはエジプトのメネス王 (Pharaoh Menes) の死にまつわる件であろう. 彼は 63 歳のとき (2641 年 BC) に死亡したとされているが, 1901 年に発掘された, その空になった墓の中の黒檀の碑版に記載されていた象形文字によれば, 1 匹の蜂に刺されて死亡したとされている. 多数のハチに刺されるとハチの毒腺の作用によって死亡することが考えられるが, 1 匹のハチに刺されて死亡するのはいわゆるアナフィラキシー以外には考えられない. そのため現在ではメネス王はハチにアレルギーがあり, ハチに刺されてアナフィラキシーを起こして死亡したと考えられている.

　黄帝 (2698～2598 年 BC) は第 3 代の中国統治者と伝えられ, 中国最古の医学書である『黄帝内経素問』でも知られている. この書にみられる"騒々しい呼吸" (noisy breathing) は, 喘息(ぜんそく)に関する記述としては世界最古のものとされている.

　旧約聖書『出エジプト記』("*Exodus*", 13 世紀 BC) にある「苦悩」の言葉は喘息を指しているのではなかろうかという識者もいる. またホーマー (Homer, 9～8 世紀 BC) の詩『イーリアス』("*Iliad*"), およびヘロドトス (Herodotus, 5 世紀 BC) の著書にも喘息を思わせる記載があるということである.

　ギリシャのコス島の生まれで医学の祖といわれる, ヒポクラテス (Hippocrates, 460～357 年 BC) は『ヒポクラテス集典』("*Corpus Hippocraticum*") に, 一部

の人にチーズが合わず，チーズを食べるとそれに過敏に反応する人がいることに気づいていたという記載がある．歴史的にみて食物アレルギーを思わせる初めての記載である．

ルクレティウス（Titus Lucretius Carus，98～55年BC）はその著に"food to one, is poison to another"（ある者にとって食べ物であっても，ほかの者にとっては毒になる）という言葉を残しているがこれは食物アレルギーのことを指すと考えられる．

古代では喘息や食物アレルギーを思わせる明らかな記載がある一方，その他鼻炎，湿疹，蕁麻疹，皮膚の掻痒感を推察させる記載もみられるが症状はいずれも軽いようである．

1.2 紀元後から

東ローマ（ビザンチン，コンスタンチノープル）の力が衰退するにつれローマ帝国の権限も衰微してきた．それに代わって回教徒の国力が台頭していき，その影響力は北アフリカからスペインに及んだ．特にペルシア，シリア，エジプトの影響が大きかった．中でもイラン生まれのラーズィー（Al Rhazes，865～932）がバグダッド（Baghdad）で勤務しているとき"A Dissertation on the Couse of the Coryza which occurs in the spring when the Roses give forth their scent"（バラが芳香を放つ春に鼻水が出る経過についての考察）という論文を報告している．これがいわゆる"rose fever"その後の"枯草熱"，現在の"花粉症"についての初めての報告である．そしてこのバラと現在でいうアレルギー性鼻・結膜炎との関係は長年にわたり信じられてきた．彼はまた喘息およびその治療についても報告している．

ペルシア生まれのシナ（Ibn Sina，980～1037）は蕁麻疹について記載している．

スペインのコルドバで生まれたマイモニデス（Moses Maimonides，1135～1204）はカイロに移住して宮廷の医師長の地位を得たが，喘息であった皇帝の長男のために喘息に関する論文を書いている．その中で治療について，①呼吸する空気を清浄に保つ，②飲食を規制する，③情動を調整する，④運動と休息を調整する，⑤睡眠と覚醒の調整，⑥排泄の調整，⑦状況に応じて入浴，マッサージなどの処置を推奨している．現在でも首肯できる内容である．

フロイヤー（John Floyer，1649～1734）はイギリスの生まれであるが，本人

自身喘息があり自分の経験からタバコ，ほこり，食物，運動，環境因子によって喘息が発症するとしており，遺伝的傾向のあることに最初に気づいていた医師でもある．

　ラマチーニ（Bernardino Ramazzini, 1633～1714）はパン屋や粉屋に喘息や蕁麻疹の患者がみられることに気づき，小麦粉のような健康に役立つものでどうして喘息や蕁麻疹を起こすかに疑問をもち，たぶん粉の中に非常に小さい虫のようなものが潜んでいるのではないかと思い始めていた．

1.3　19世紀

　アレルギーについてかなりの進歩がみられたのは19世紀になってからである．すなわちボストック（John Bostock, 1773～1846）やブラックレイ（Charles H. Blackley, 1820～1900）らによる花粉症についての詳細な記載，エールリヒ（Paul E. Ehrlich, 1854～1915）によるアレルギーと関係のある細胞の記載などにより促進された．

　ジェンナー（Edward Jenner, 1749～1823）はイギリスで生まれたが，牛痘にかかった牛の搾乳婦は痘瘡にかからないという当時のうわさについて研究し，牛痘の痘疱から得た液を接種する方法を考え実地に用いて予防効果のあることを示した．この方法はvaccinus（牛の意）から"vaccination"（種痘）として知られるようになった．

　イギリスに生まれたボストックは，彼自身子どものときから悩まされていた，毎年夏に再発を繰り返す鼻炎症状を詳細に記載し，これを"夏季カタル"と命名することを提唱した．そして当時信じられていた"rose fever"や，枯草から出る臭いが原因と考えられていた枯草熱（hay fever）とは異なると述べている．

　同じくイギリス生まれのヘンリー・ソルター（Henry Hyde Salter, 1823～1871）は自分が喘息であったこともあり喘息は動物の発散物，汚い空気，食べ物などによっても起こることを述べ"*On Asthma : Its Pathology and Treatment*"という，当時喘息のバイブルと称された名著を1860年に編集している．

　アメリカに生まれたワイマン（Morrill Wyman, 1812～1903）は秋季カタルの原因として花粉，特にブタクサとヨモギの花粉を同定している．彼は花粉症であった自分の子どもにヨモギの花粉を実際に嗅がせてクシャミ，鼻と目のかゆみ，鼻水などの症状を発症させている．さらに8人の患者にも同様な検査を行い鼻炎症

状を発症させているが，喘息があった1人の患者では喘息の症状が起きたと報告している．今でいう誘発試験である．

イギリスで生まれたブラックレイは花粉症研究のために花粉数測定装置を考案し，地表近くや，上空は凧を利用して異なる場所での花粉数を測定した．また花粉による皮膚反応のほか，結膜，鼻，気管支を用いての誘発試験についても記述した．さらに減感作療法さえも試みている．

1.4　20世紀

20世紀になりアレルギーは科学的にも臨床的にも大きな進歩がみられた．例えばアナフィラキシー（1902），血清病（1903）の発見，アレルギーという言葉の提唱（1906），減感作療法の開始，皮内反応（1908），搔皮反応（1912）およびP-K反応（1921）の臨床使用，血液によってアレルギーが移される事実の発見（1919），抗原を用いて結膜（1907），鼻（1914），および気管支（1925）での誘発試験の臨床応用，IgEの発見（1966），アレルゲンの同定のためのRAST（radioallergosorbent test）の開発など20世紀は他の分野同様アレルギーの分野でも診断，治療について長足の進歩がみられた．

ドイツのクインケ（Heinrich I. Quincke, 1842～1922）は現在クインケ浮腫として知られている血管浮腫を記載している．

フランス生まれのリシェ（Charles R. Richet, 1850～1935）とポルチエール（Paul J. Portier, 1866～1962）はモナコの大公アルバート（Albert）1世との地中海ヨットクルーズの際，イソギンチャクの毒素の研究を行っていた．犬に毒素を注射しても死ななかったが，完全に回復した2～3週間後，毒素の少量を注射したところ犬は数分後に苦しげに空気を喘ぎ，下痢，吐血を発症し20～30分後に死亡した．すなわち事前に注射したことにより感受性が増大していた結果このような反応が起きたのである．アナフィラキシーの発見である（1902）．オーストリアで生まれたピルケ（Clemens Von Pirquet, 1874～1929）は1902年頃にディフテリアに罹った子どもに馬の抗毒素血清を注射したところ重篤な副作用を発症した．この体験と以前とは変わった反応を示す色々な今までの事象を総括する言葉としてアレルギー（allergy）という言葉を1906年7月号の"*Munchener Medizinesche Wochenschrift*"というドイツの医学雑誌で提唱した．アレルギーとはギリシャ語の"alos"（他の，other）と"ergon"（作用，activity）とを一緒にした言葉

である．すなわち"変わった反応"という意味である．以来アレルギーという言葉が国際的にも広く用いられるようになった．

南アフリカで生まれイギリスに移住したペピス（Jack Pepys, 1914～1996）は優れた臨床家で特に真菌アレルギーに造詣が深く，広範な研究を通じて農夫肺をはじめ過敏性肺炎の分野，さらに職業アレルギーに大きな足跡を残した．

石坂公成（1925～），照子（1926～）夫妻がブタクサに感作されていた花粉症の患者からそれまでレアギンと呼ばれていたアレルギーと関係のある物質が新しい免疫グロブリンであることを発見した（1966）．翌年スウェーデンのヨハンソン（S. G. O. Johansson）らが同じ免疫グロブリンを骨髄腫の患者から同定し，このグロブリンをIgEと呼ぶとWHOで決定された．ここにアレルギーは"群盲象をなでる"と阿諛されていた状態から，科学的な基盤に立って論議されるようになった．

1.5 我が国における歴史

平安時代の中期に源順（911～983）が『倭名類聚抄』第三巻に喘息という項を設けている．その後，医学書で喘息は「喘」「喘急」「喘気病」「喘促」「痰喘」というような表現で用いられている．

曲直瀬玄朔（二代道三）（1549～1631，1576～1598との2つの記載がある）は安土桃山時代から江戸初期にわたり活躍した名医である．彼がまとめた『医学天正記』の中で，文禄2年（1593）関白秀次が気鬱病の治療のため熱海に湯治に行ったときに喘息の発作を起こした．その時の様子を「気逆上して胸塞がり，痰，喘ぎ，息荒く，横臥すること出来ず，余を召して脈を診るに寸脈は堅実にして，尺脈は虚す．足は冷え（中略）喘声四隣に聞こゆ」という記載がある．これは明らかに喘息の発作状態である．

本間棗軒（1804～1872）は彼の著書『内科秘録』で喘息について，「この病多くは父母の遺毒を受けて患い，またその毒を子孫へも伝うるものなり．一度発する時は宿疾になりて，一年に二，三発，あるいは月に一，二発に至る．多くは秋冬の候，気候の変わる時に発するものなり．（中略）過飲或は感冒にでも必ず発症す．医薬にて一旦は治すれども再発して根治する者少なし」と述べている．現在でも十分通用ずる記載である．

明治，大正，昭和の初め頃までは喘息は死なない病気であると考えられていて

系統だった研究はほとんど行われてこなかった．しかし症例や診断，治療，などに関する総括的な報告はみられている．

1926（大正15）年，アメリカ産木材工作が原因と考えられる米杉喘息が関覚二郎によって報告されている．職業性アレルギー疾患の走りである．1937（昭和12）年，今堀肇らにより"アレルギー性（食事性）気管支喘息の1例"が報告された．さらに1940（昭和15）年，鳥居敏男らにより"食事性ぜんそくに伴える，枯草熱の1例"という論文がみられる．すなわち大正の末期から昭和の初期にかけて喘息に関心が高まってきたと考えられる．1937（昭和12）年の内科学会雑誌に掲載された三沢敬義の論文"アレルギー性疾患"（内科学会での宿題報告をまとめたもの）に「喘息に関するアレルギーの研究の勃興以来アレルギー的成因が高調せらるるに至った．然し今日に至るも諸家の学説は未だ一致するに至らないで（以下略）」という記載がある．アレルギーに関する関心の高まりとともに1952（昭和27）年アレルギー学会が発足した．それとともにアレルギーに関する研究も推進され七条小次郎らによるコンニャク喘息，マブシ喘息（熟蚕尿による），光井庄太郎らによるホヤ喘息，さらに石崎達らによる木工工場でみられたアレルギー症状などの報告がある．また戦後の産業の急速な発展と車社会の到来により大気汚染の問題がクローズアップされるとともに，宮地一馬らによる四日市喘息や東京・横浜喘息などが浮上してきた．喘息の有症率は戦後間もなくの調査では1%前後とされていたが，最近では5〜6%といわれている．

戦前までは花粉症は我が国には存在しないか，たとえ存在しても極めてまれであるとされていたが，荒木英齋によりブタクサ花粉症の1例が報告され（1960（昭和35）年），次いでスギ花粉症が斎藤洋三らによって報告されるおよび花粉症に関心がもたれるに従い各地で花粉症の症例が認識され，現在ではスギ，ヒノキ，カモガヤ，ブタクサ，カナムグラ，ヨモギなど約100種類の花粉によって発症している．今や花粉症の症例は全人口の30%をはるかに超え国民病とみなされるようになった．ペニシリンやプロカインなどの局所麻酔薬をはじめ薬物によるアレルギーや室内塵，ダニ，カビなどによって発症している喘息やアレルギー性鼻炎，さらに牛乳，卵，小麦，蕎麦，ナッツ類，果物，魚介類などに起因する食物アレルギーなども増加している．

堆肥やサイロで作業する人にみられる耐熱性のカビに暴露されて起きる農夫肺症，空調機のフィルターに発生したカビを吸入して発症する空調肺，また昨今口腔アレルギー症候群（OAS：oral allergy syndrome）が注目されているが，こ

れは樹木（白樺，杉，ヤシャブシなど）やブタクサなどの花粉により花粉症を発症している患者やラテックスアレルギーの患者がそれらと共通抗原性をもっている植物性食品，例えばリンゴ，メロン，サクランボ，桃，キウイ，トマトなどを食べると口腔のかゆみ，唇のむくみなどを発症する病態で，花粉食物アレルギー（pollen food allergy）とも呼ばれており，これも増加している．加湿器の中の古い水の中にカビや原虫が繁殖し，それが原因になって発症する加湿器肺，小鳥の飼育により糞などに感作されて起きる鳥飼病，洗剤が原因である主婦湿疹，さらに色々な職業との関係で発症している職業性アレルギーなどがある．ごく最近ではある洗顔石鹸の中に含まれる小麦の加水分解産物に感作され，小麦製品を食べた後運動することにより眼瞼の発赤・腫脹，蕁麻疹などが起こる食物依存性運動誘発アナフィラキシーなどで注目された新しい疾患も関心を集めている．

アレルギー性疾患の有症率の増加は国際的な動向であり，その発症率は先進国になるほど急峻で，戦後の10年ごとに20〜50%の率で増加しているという．我が国に於いても今後もさらなる増加が予想されている． 〔宮本昭正〕

2 なぜアレルギーになるのか
― からだのしくみと免疫,アレルギーの発症機序 ―

2.1 免疫とアレルギー

免疫とは病気(疫)から免れるためのしくみのことであり,ヒトは自分の体と同じものを自己,異なるものを非自己として認識し区別している.

2.1.1 自然免疫と獲得免疫

ヒトの体には,自分の組織や細胞およびその構成成分である生体分子と少しでも異なる性質をもつものが入ると,それを異物(抗原)と認識し排除しようとする機構があり,これを免疫という.

免疫には2つのタイプがあり,1つは自然免疫,もう1つは獲得免疫と呼ばれている(図2.1).自然免疫は微生物に感染したときなどにすばやく反応するもので,昆虫からヒトまで幅広くもっているが,特異性(そのものに備わっている特殊な性質)が低く反応がやや弱いという特徴がある.これに対し,獲得免疫は哺乳類をはじめとする高等動物にのみみられるもので,微生物に感染するとそれを攻撃する細胞や物質(抗体)をつくり出すとともに,このときの出来事を記憶し,再び感染したときに強い免疫応答を示す.獲得免疫は抗原に対し特異的であ

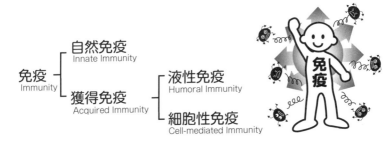

図 2.1 免疫系の分類

るが，免疫を得るまでには抗原が侵入してから数日かかる．実際の感染に際しては最初に自然免疫が働くが，それで十分対処できないと感染が成立し，獲得免疫が働き出すと考えられており，自然免疫は獲得免疫の成立に重要な役割を果たしている．

2.1.2 自然免疫

体に細菌などの異物が侵入すると，まず貪食細胞と呼ばれる好中球やマクロファージがこれを取り込み，消化し排除しようとする．また，ウイルスや腫瘍細胞などではナチュラルキラー（NK）細胞と呼ばれる細胞が働き，これを傷害し取り除こうとする．これらの反応は抗原の種類に関係なく起こるもので，相手を選ばないため非特異免疫とも呼ばれている．

2.1.3 獲得免疫

白血球の中で獲得免疫に特に関与するのはリンパ球である．獲得免疫反応は通常，B細胞によってつくられた抗体が抗原に遭遇することにより始まるが，樹状細胞やサイトカイン，抗体の有効性を高める補体系なども関与している．B細胞の一部は記憶B細胞として残存し，次の抗原侵入に備えている．また，T細胞においても，抗原と反応し増殖した一部の細胞はサイトカインを産生・放出し，細胞障害性を発揮するが，残りは記憶T細胞として残存する．その結果，2回目に同一の抗原が侵入した場合にはそれに対応するB細胞，T細胞が増加し，十分な反応を起こすことができるようになる．B細胞がかかわる免疫反応を液性免疫，T細胞がかかわる免疫反応を細胞性免疫と呼ぶが，これらの反応はいずれも特定の抗原に対してのみ起こるもので極めて強力である．

a. 液性免疫

B細胞は（ヘルパー）T細胞からの刺激を受けると抗原刺激による活性化が増強され形質細胞という細胞に分化し，その抗原と結合する抗体（免疫グロブリン）を大量に産生し放出する．ある特定の抗原に対してつくられた抗体は，その抗原とは結合するが他の抗原とは結合せず，鍵と鍵穴の関係のように厳密で，抗原特異性と呼ばれる．

抗体は構造の違いから，IgG, IgM, IgA, IgE, IgDの5種類に分けられる．

IgG： ヒトの最も主要な抗体で，抗体としてのほとんどの作用を有している．胎盤を通じて母体から胎児に移行される唯一の抗体で，新生児から乳児期の感染

防御に役立っている．

　IgM：　抗原抗体の大きな複合体を形成しやすいため凝集反応を起こしやすく，補体とも反応しやすい．微生物に感染した際に最も早くから産生される抗体で，胎内感染を受けた児では早期から産生される．

　IgA：　血液中に流れるものもあるが，多くは消化管粘膜において粘液中に分泌され，粘膜表面からの微生物や異物の侵入のバリアとして作用する．出生時にはほとんど認められず，12～14歳頃に成人値に達する．

　IgE：　極微量な抗体で，肥満細胞や好塩基球と結合することによりヒスタミンやロイコトリエンなどのアレルギー反応を起こす物質を放出する．また寄生虫感染の際，好酸球とともに排除するために働く．

　IgD：　抗体の作用についてはあまりよくわかっていないが，B細胞の形質細胞への分化にかかわっているのではないかと考えられている．

b．細胞性免疫

　大きい病原体や異物などは貪食する病原体などを取り込み消化（分解・処理）することができないため，T細胞が異物（抗原）を認識し，種々のサイトカインを放出し，NK細胞や細胞障害性T細胞，単球などを集め異物を攻撃して排除するしくみである．細胞性免疫は主にウイルスに感染した細胞の除去に関与しており，腫瘍免疫や移植免疫にも深く関与していることが知られている．

2.1.4　腸管免疫

　微生物や異物は粘膜を介在して侵入するが，私たちの体にはこれを排除するため，粘膜免疫システムと呼ばれるしくみが備わっている．中でも腸管免疫は免疫全体の60％の細胞や抗体から構成されており，免疫系の中では最も大きい．

　腸管免疫系は，同様のタンパク質，炭水化物，脂質から構成されている病原性細菌と食品を判別し，病原細菌は排除し，食物は取り込む能力を備えている．腸管免疫系により病原性細菌と認識されるとIgAが産生され防御反応が起こる．これに対し，食品など安全なものと認識された場合には経口免疫寛容という免疫抑制作用が働くが，この免疫システムが異常をきたし，本来異物とは認識されないはずの食品を異物として攻撃するために起こるのが食物アレルギーである．これを治療するために，抗原となっている食品を徐々に経口摂取し，抗原への免疫寛容を成立させる試みが現在行われている[1]．

2.2 アレルギーの発症機序

アレルギーとは,本来ヒトにとって有益なはずの免疫反応が,もともと無害な抗原(アレルゲン)を有害なものと認識し,これを排除しようとして起こる過敏な免疫反応である.血中抗体による液性免疫反応に基づくアレルギー(ゲル-クームス (Gell-Coombs) 分類の I, II, III, V 型アレルギー)と感作リンパ球による細胞性免疫反応に基づくアレルギー(ゲルとクームスの IV 型アレルギー)に大別される.

2.2.1 アレルギーの分類

アレルギー反応の分類法としては,免疫反応による組織傷害の機序から分類したゲルとクームスの分類が使われることが多い(表 2.1).本分類はその反応に関与する抗体や細胞の違いにより分類されるが,現象的には皮膚反応出現にかかる時間と反応の性状により分けられる.

I 型アレルギーは,IgE を介したアレルギー反応で即時型アレルギー反応とも呼ばれる.II 型アレルギーは,自己の細胞および組織やそれに結合するハプテン(単独では免疫反応を誘導しない分子量数百以下の低分子)に IgG または IgM 抗体が反応し誘導される.III 型アレルギーは,可溶性抗原と IgG または IgM との結合物である免疫複合体によって生じる組織傷害性の炎症である.IV 型アレルギーは遅延型アレルギーとも呼ばれ,感作された T 細胞と抗原が反応することによって誘導される.IV 型アレルギーのみ細胞性免疫が関与している.

V 型アレルギーは II 型アレルギーの亜型である.

2.2.2 アレルギー疾患の現状

アレルギー疾患のうち,日常的に遭遇する頻度の高いものは,気管支喘息,アレルギー性鼻炎(花粉症を含む),蕁麻疹,アレルギー性結膜炎,アナフィラキシー(薬物,食物,ハチ毒などによる)である.中でもアレルギー性鼻炎はスギ花粉症を含めると全国民の 30~40% 以上が罹患しており,スギ花粉症は国民病と呼ばれるほど増加している[3].

2.2.3 なぜアレルギーになるのか

アレルギー疾患の発症には抗原側の要因と宿主側の要因が複雑に関与している

表 2.1 アレルギー反応の分類（ゲル-クームス）[2]

型	同義語	抗体	抗原	メディエーター・サイトカイン	受身伝達	皮膚反応	代表疾患
I	即時型 アナフィラキシー型	IgE (IgG4)	外来性抗原：ハウスダスト，ダニ，花粉，真菌，TDI, TMA（ハプテン），薬剤（ハプテン）	ヒスタミン ECF-A ロイコトリエン PAF など	血清	即時型 (15〜30分で最大の発赤と膨疹)	アナフィラキシーショック アレルギー性鼻炎 アレルギー性結膜炎 気管支喘息 蕁麻疹 （アトピー性皮膚炎）
II	細胞障害型 細胞融解型	IgG IgM	外来性抗原（ハプテン）：ペニシリンなどの薬剤 自己抗原：細胞膜，基底膜抗原	補体系			不適合輸血による溶血性貧血 自己免疫性溶血性貧血 特発性血小板減少性紫斑病 薬剤性溶血性貧血 顆粒球減少症 血小板減少症 Goodpasture 症候群
III	免疫複合型 Arthus 型	IgG IgM	外来性抗原：細菌，薬剤，異種蛋白 自己抗原：変性 IgG, DNA	補体系 リソソーム酵素	血清	遅発型 (3〜8時間で最大の紅斑と浮腫)	血清病 SLE, RA 糸球体腎炎 過敏性肺炎 (III+IV) ABPA(I+III+IV)
IV	遅延型 細胞免疫 ツベルクリン型	感作 T 細胞	外来性抗原：細菌，真菌 自己抗原	リンホカイン IL-2 IFN-γ サイトカイン	T 細胞	遅延型 (24〜72時間で最大の紅斑と硬結)	接触性皮膚炎 アレルギー性脳炎 （アトピー性皮膚炎） 過敏性肺臓炎 (III+IV) 移植拒絶反応 結核性空洞 類上皮細胞性肉芽腫
V	抗受容体抗体型	IgG IgM	自己抗原：抗受容体抗体		血清		Graves 病 甲状腺機能低下症 重症筋無力症

が，宿主側の要因はさらに遺伝的要因と環境要因に分けることができる．

a. 抗原側の要因

アレルゲンとはアレルギーを誘導する抗原のことで，狭義にはⅠ型アレルギー反応，つまりIgE抗体を誘導する抗原のことである．アレルゲンは侵入経路によって，気道を通って侵入する吸入性アレルゲン，皮膚から侵入する経皮性アレルゲン，消化管を通って侵入する食物性アレルゲンに分類される．アレルゲンの分子量は1万〜4万に分布しており，この分子量が抗原をアレルゲンとして認識するために重要であると考えられている．アレルゲンが抗原として認識されるためには鼻，気道，消化管などの粘膜を通過しなければならないが，分子量が大きいと粘膜を通過することができず，逆に分子量が小さいと粘膜を通過しても抗原として認識されないと考えられている．分子構造に関してはアレルゲン共通の構造は発見されておらず，アレルゲンがなぜアレルゲンとなり得るのかについては不明の点が多く残っている．

b. 宿主側の要因

アレルギーの宿主側の要因には遺伝的要因と環境要因があるが，実際にはこれらが絡み合ってアレルギーが発症すると考えられている．

遺伝的要因： アレルギー疾患の中でもIgEを介する疾患（アトピー性疾患）は遺伝性が強く，両親や兄弟にアトピー性疾患のある人はそれだけでその疾患になりやすい．現在では全遺伝子を網羅的に解析することが可能となり，疾患やその病態に深くかかわる遺伝子異常が調べられ多数の遺伝子が候補にあがっている．最近では，皮膚のバリア機能に重要なフィラグリン遺伝子異常が，気管支喘息やアトピー性皮膚炎，花粉症などの発症に関与していることが報告され注目されている[4]（フィラグリン：表皮の顆粒細胞で産生されるタンパク質の一種であり，皮膚の角質層を形成するにあたり重要な役割を担っている）．

環境要因： 乳幼児期に細菌やウイルスと接触する機会の少ない清潔な生活を送るとアレルギー疾患が増加することが，1989年にStrachan[5]によって報告されてから，衛生仮説という概念が広まった[6]．その機序としては，細菌やウイルスに感染すると体の中でT細胞の一種であるTh1が増加するが，その機会が少ないとアレルギー反応の中心的役割を果たすTh2が優位となり，その結果アレルギーを起こしやすくなるというものである．衛生仮説はアレルギー発症，特に気管支喘息発症の環境要因を説明するには非常に有用であるが，幼児期にRSウイルス感染による細気管支炎に罹患するとその後の気管支喘息発症率が増加する

ことが知られており，衛生仮説に矛盾する点も存在する．

　また，アレルギー発症の環境要因として，アレルゲンの曝露量も考慮する必要がある．例えばペットを飼育している人は気管支喘息の罹患率が優位に高く，スギ花粉症の飛散が多い所に住む人はスギ花粉症の罹患率が高いことから，一部のアレルゲンでは曝露量がアレルギーの発症に強く関与していると考えられている．このほか，大気汚染が気管支喘息の発症に関与していることが知られており，喫煙に関しては，妊娠中の母親の喫煙が子供の気管支喘息や喘鳴の発症に関与していることがわかっている．

　アレルギーとは，本来無害な抗原（アレルゲン）を排除しようとして起こる過剰な免疫反応である．アレルギーを基本病態とした疾患の中で，日常的に遭遇する確率の高い疾患には気管支喘息，アレルギー性鼻炎，蕁麻疹，アトピー性皮膚炎，アナフィラキシーなどがある．その発症には，無害であるにもかかわらず異物と認識される抗原の問題と，遺伝的要因や環境要因によって異常な免疫反応を生じさせる体質の問題が複雑にかかわっている．

〔北林　耐・田中明彦・足立　満〕

文　献

1) 平田博国：アレルギーの概念・病態・発症の機序（免疫とメカニズム）．臨床医のためのアレルギー診療ガイドブック，pp. 2-12，診断と治療社，2012.
2) 秋山一男：アレルギーとは．臨床アレルギー学（改訂第3版），pp. 90-95，南江堂，2007.
3) 鼻アレルギー診療ガイドライン作成委員会：鼻アレルギー診療ガイドライン－通年性鼻炎と花粉症－2013年版（改訂第7版）．ライフサイエンス，2013.
4) Irvine, A. D. *et al*: Filaggrin mutations associated with skin and allergic diseases. *N. Engl J. Med.*, **365**(14), 1315-1327, 2011.
5) Strachan, D. P.: Hey fever, hygiene, and household size. *B. M. J.*, **299**(6710), 1259-1260, 1989.
6) 松本健治：衛生仮説とアレルギー疾患の発症．アレルギー，**59**(7), 815-817, 2010.

3 アレルギー疾患の原因物質
―身の回りのなんでも原因アレルゲンとなる―

　国民の 3 人に 1 人がアレルギー疾患をもっているといわれている現代．アレルギー疾患の中には気管支喘息，花粉症，アレルギー性鼻炎，アレルギー性結膜炎，アトピー性皮膚炎，食物アレルギーといった代表的な疾患から薬物アレルギーやラテックスアレルギー，最近話題となった小麦加水分解タンパク含有石鹸によるアナフィラキシー等数多くのアレルギー疾患が存在する．それぞれのアレルギー疾患の原因物質となるアレルゲンの存在場所と主要な曝露の時間帯について述べたい．

3.1　気管支喘息の原因アレルゲン

　①**ダニ**：　成人，小児を問わず気管支喘息の最も重要な原因アレルゲンはダニである．ダニアレルゲンはダニの死骸や糞に存在する．小児では喘息患者の 8 割以上がダニアレルゲンに感作されており，成人では 20 年ほど前までは約半数が感作されているといわれていた．しかし，現在ではその感作率は上昇し，ダニアレルゲンによる喘息の関与がより強く指摘されている．

　ダニアレルゲンは日本中のどの家庭にも存在する．ダニは人の汗や垢，食べ落とした食物などを栄養とし，温度 25℃，相対湿度 75% で最も繁殖する．まさに日本の夏はダニにとって最適な環境であるが，冬であっても室内環境が快適に保たれている現代にとっては 1 年中ダニの繁殖が可能となっている．

　ダニアレルゲンが日本の家庭の中で最も多い場所は寝具である（表 3.1）．ダニアレルゲンは 1 g 中の室内塵に含まれるアレルゲン（Der 1）量を µg/g dust で表記するのが世界基準となっている（Der 1 量とは，ヤケヒョウヒダニとコナヒョウヒダニのアレルゲンの合

表 3.1　日本の家庭における
　　　ダニアレルゲン[1)]

	Der 1 量　（µg/g dust）
寝具	19.5±2.71
寝室	4.79±2.88
居間	3.70±3.49

対象：161 家庭，期間：1996
〜1998 年，測定場所：寝具，
寝室，居間．

計量を表す).日本の寝具には平均約 20 μg/g dust のダニアレルゲンが存在し,ダニ感作閾値や喘息発症閾値と考えられている 2 μg/g dust や 10 μg/g dust をそれぞれ大きく超えている.これは,日本に住んでいれば誰でもダニアレルゲンで喘息を発症する可能性があることを示唆している.またダニアレルゲン量は季節的な変動もあり,夏に繁殖し秋に死骸が最も多くなるため,ダニアレルゲンのピークは 9, 10 月の秋である.患者さんの中には,秋に急に気温が下がり,あわてて押入れの冬用の布団を出して寝た夜に,喘息の発作を起こす人がいる.これは,夏の間に押入れで繁殖したダニの死骸や糞を掃除や洗濯せずに使用し,急に吸ったためと考えられる.また寝具は人が1日の中で最も長く生活する場所であり,小児では1日の 1/3,成人では 1/4 を占める場所である.寝具はダニアレルゲンの曝露量,曝露時間ともに最も危険な場所であることがわかる.それゆえダニアレルゲン対策の中心は寝具なのである.

②ペット: ダニに次いで喘息に重要なアレルゲンはネコやイヌ,ハムスター,マウス,ラット,ウサギ,ウマ,ウシなどのペットアレルゲンである.ペットアレルゲンの中で最も重要なアレルゲンはネコである(図 3.1).ネコを飼育していれば室内塵中に含まれるネコアレルゲンの値は極めて高値になるが,ネコを飼育していなくてもネコアレルゲンが高値である家庭が存在する.ネコアレルゲン

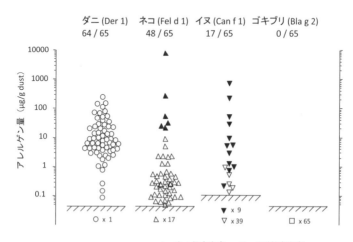

図 3.1 成人気管支喘息患者 65 例の寝具中アレルゲン量の分布[2]
―アレルゲン間での汚染のレベルの相互比較―
アレルゲン下の数字は(アレルゲンが検出された対象人数/測定した対象人数)を表す.

は非常に軽量であるため長時間空気中に浮遊する．そのため家の周りにネコがたくさんいる地域の家庭でネコアレルゲンが高値を示したり，空気中に浮遊したネコアレルゲンを衣服に付けたまま帰宅すれば室内にネコアレルゲンを持ち込むことになる．ネコアレルゲン対策としてはネコを飼育しないことが最も有効な手段であるが，地域に住むネコに対しては何ら策は無いと考えられる．また，小児においてはネコと接触する機会は少なくない．小児の情操や社会性育成の観点からネコアレルギーを有する児に対する繊細な対応が求められている．

③**カビ**：　真菌（カビ）アレルゲンも喘息との関係が指摘されているが，明らかな因果関係を示した報告はダニやペットアレルゲンに比べて非常に少ない．しかし，真菌の中でもアスペルギルスは特に喘息との関係が強いと考えられる．アスペルギルスも含めた真菌は相対湿度80％以上の多湿で繁殖するものが多く，浴室や洗面所，台所，風通しの悪い部屋の角，日当たりの悪い場所，衣類，靴などでよく繁殖する．真菌アレルゲン対策は重要であり，その方法は一般的によく知られているが，真菌を室内から減らすことはできても無くすことは不可能と考えられる．

④**昆虫**：　昆虫による喘息の関与も指摘されている．中でも，ガやゴキブリと喘息との関連が報告されている．

3.2　花粉症，アレルギー性鼻炎，アレルギー性結膜炎の原因アレルゲン

　花粉症やアレルギー性鼻炎，アレルギー性結膜炎で重要な原因アレルゲンは，スギ，ヒノキ，ハンノキ，シラカンバといった樹木由来の花粉やカモガヤ，オオアワガエリ，ブタクサ，ヨモギといった草本由来の花粉である．

　花粉症のアレルゲンの代表格はスギ花粉であるが，日本の中では関東地方が最も多く飛散する．地域によって飛散量は異なり，関東地方以外に在住していた人が関東に来て発症するという事例はよく経験する．樹木花粉は遠方より風により運ばれて来るため，樹木花粉による花粉症の重症度はその地域の周りにどの程度樹木が存在するか，花粉をつくるか，風向きはどうか，晴れて飛ぶか，雨で地面に落ちるか，アスファルトの上で風で舞うかなどの様々な要因に左右される．患者自身ができる対策は，マスクやゴーグルをする，窓を開けない，洗濯物を外に干さない，換気扇を回さない，できるだけ外出をしないなどである．

　草本の中で，カモガヤやオオアワガエリは5〜6月を中心に飛散するイネ科の

植物で，ブタクサやヨモギは8～9月を中心に飛散するキク科の植物である．ともに荒地，空き地，河川敷，植物の生い茂る公園などで繁殖している．そのため，そういった場所の近くにいた場合に症状が出やすい．

3.3 アトピー性皮膚炎の原因アレルゲン

アトピー性皮膚炎の原因アレルゲンとして，ダニアレルゲンや食物アレルゲン，花粉アレルゲン，ペットアレルゲンなどがある．真菌アレルゲンもアトピー性皮膚炎の原因と考えられているが，中でもカンジダやマラセチアの関与が疑われている．アトピー性皮膚炎の原因アレルゲンを年齢別に考えると，乳児期の0歳児では鶏卵，牛乳，小麦，大豆などの食物アレルゲンが関与するアトピー性皮膚炎があり，幼児期以降はダニアレルゲンやペットアレルゲン，経過が長くなると真菌アレルゲンも関与してくると考えられる．

3.4 食物アレルギーの原因アレルゲン

食物アレルギーの原因アレルゲンは多彩である．アレルギー疾患の中で日本において昨今最も多く症例報告されるのが食物アレルギーである．数多くの食物アレルギーに関する研究や症例が累積されている．主なアレルゲンだけでも鶏卵，牛乳，小麦，大豆，イモ類，ナッツ類，ソバ，魚，甲殻類，軟体類，肉，果実などがある．また年齢により原因アレルゲンの傾向は異なる．

食物アレルギーは，食物アレルゲンが消化管で一度感作されて，再び食物アレルゲンが消化管に入った時に症状を引き起こすのが一般的である．特殊な例ではあるが，小麦加水分解タンパクを含有する石鹸の中で，ある特定の石鹸を長期間使用することにより，皮膚や粘膜からアレルゲンが侵入し感作を起こし，その石鹸による皮膚症状だけでなく，食事による小麦を摂取することによって食物アレルギーを引き起こすアレルギーの報告もある[3]．また，花粉アレルゲンと食物アレルゲンが関係する口腔アレルギー症候群（OAS：oral allergy syndrome）も多く報告されている．

近年報告が増え注目されているのがエリスリトール，キシリトール，マンニトールなどの甘味料による食物アレルギーである．ダイエット食品に対する関心から，低カロリーで清涼感が得られるこれらの甘味料を摂取する頻度が増え，今後患者

の増加も懸念されている．

3.5 薬物アレルギーの原因アレルゲン

　抗菌薬(ペニシリン系，セフェム系など)，解熱鎮痛薬(非ステロイド系抗炎症薬：NSAIDs など)，造影剤などが知られている．出現する症状の形は多彩であるが，最も注意すべき症状はアナフィラキシーである．アナフィラキシーは数分から数時間以内に意識障害や血圧低下，呼吸困難といった命にかかわる全身症状が出現する．急速に症状が悪化するため対応として緊急の処置を必要とする．また，薬物を包むカプセルに含まれるゼラチンによるアナフィラキシーも報告されている[4]．ただし厳密には，造影剤についてはアナフィラキシーの機序に IgE は関与しておらず．NSAIDs にも不耐症など非アレルギー性のものが存在する．

3.6 職業性アレルギー

　職業性アレルギーとしては主に医療従事者などに多いラテックスアレルギーと職場を山林周辺とする林業や農業に従事する人に多いハチ毒アレルギーがある．ラテックスアレルギーでは手指の発疹から全身症状に至るアナフィラキシーまで様々である．ハチ毒アレルギーでは命にかかわるアナフィラキシーが急速に起こることが多いため緊急の適切な処置が必要である．

　生活するどの時間帯にもどの場所にもアレルゲンは存在し接触している．呼吸をする空気中，消化する食物中，接触する皮膚上にアレルゲンは存在する．吸入性アレルゲンを含む空気を呼吸せずに生活することはできない．また，食物アレルゲンを多種多量に含む食物を摂取せずに生きることはできない．皮膚に何のアレルゲンも接触させることなしに生活することは極めて困難である．人はいつでもどこでもアレルゲンの曝露を受け生活している．これだけ多くのアレルゲンに曝露されながらアレルギー疾患を有しない人が大勢を占めていることも事実である．アレルギー疾患はある特定のアレルギーの素因を有する人がある特定のアレルゲンを頻回にもしくは多量に曝露を受けたときに発症すると考えられる．それゆえ，そのいずれかの条件が１つでもなければアレルギー疾患を発症しない可能性は高いと考えられる．

　アレルギー疾患発症に対し必要以上に過敏になることは適切なことではない．

表 3.2　効率的なダニアレルゲン対策の手順[1]

1	ダニアレルゲン対策の時期としては，出生直後から行う．あるいは，ダニアレルゲンが心配と考えたときから．
2	ダニアレルゲン対策の場所の順番は，まず寝具，次に寝室と居間の絨毯，ゴザそして畳を行う．
3	寝具対策は，まず布団カバーを最低週1回以上丸洗いする．布団は週1回以上天日干しし，その後布団表面を家庭用掃除機で1m^{2}当たり20秒間吸引する．経済的余裕があれば，高密度繊維性防ダニ布団カバーを使用するのもよい．特別な物を使用しなくても，上記の掃除を3〜6か月継続すれば，かなりの量までダニアレルゲンが減少する．布団の中身としては，羽毛，羊毛，綿の差はない．
4	絨毯やゴザは排除，できなければ週に1回以上掃除する．5, 6か月で十分な量まで低下する．
5	畳は週に1回以上掃除する．週に2, 3回以上継続すると2, 3か月でフローリングなみにダニアレルゲンは低下する．
6	床は，フローリングが理想的である．
7	使用しない布団は，清掃した後に密封しておく．
8	枕の中身は，プラスチック製を使用する．
9	ぬいぐるみは置かない．置く場合は3か月に1回洗濯する．
10	布製ソファやカーテンも定期的に掃除する．
11	使用する掃除機は，一般に市販されている家庭用掃除機で十分である．ダニアレルゲンを減少させるのに重要なのは，掃除機の吸引力ではなく，掃除をする回数である．
12	薬剤によるダニ対策は，人体に影響を与えないことが必要条件であり，ダニ生体を減少させても，死骸を処理しなければ効果はない．
13	空気清浄機によるダニ対策は，その機械の周りだけダニアレルゲンを吸塵しても効果はない．その部屋全体の吸塵をするものは効果がある．

しかし，人がアレルギー疾患発症予防にできることはある．吸入性アレルゲンに対しては寝具の掃除を中心とする室内の清掃（表3.2），食物アレルゲンに対しては栄養学的にも重要な偏りのないバランスの良い食事，皮膚に対しては皮膚の清潔がそれぞれ大切であると考える．これらの行動は，アレルギー発症の予防のためだけでなく感染症の予防や健康を維持するためにも重要なことである．もし，アレルギー疾患を発症したときにはアレルギー専門医に相談することが重要である．アレルギー疾患を発症し心配になり，悩みを解決するためにインターネットなどで検索し，悩みがさらに深くなる患者さんが大勢いる．あまり不確かな情報を見ずに，また信用せずに，楽な気持ちでアレルギー専門医に相談することをお勧めする．

〔西岡謙二〕

文　献

1) 西岡謙二：アレルゲン除去の効果．小児内科，**46**, 667-672, 2014.
2) 安枝　浩：環境アレルゲン量測定とその意義．アレルギーの臨床，**23**, 701-706, 2003.

3) Fukutomi, Y. *et al.*：Rhinoconjunctivalsensitization to hydrolyzedwheat protein in facial soap can induce wheat-dependent exercise-induced anaphylaxis. *J. Allergy. Clin. Immunol.*, **127**, 531-533, 2011.
4) 田中理子ほか：ジェルカプセル感冒薬内服で発症した，ゼラチンによるアナフィラキシーショックの1例. アレルギー，**63**, 1258-1264, 2014.

4 アレルギー疾患の患者さんはどんな訴えが多いか
― その診断方法，鑑別方法 ―

気道アレルギー疾患の患者において多い訴えは，咳，息苦しさ，鼻炎症状，喘鳴などである．一方，一般内科の初診患者で最も訴えとして多いのは，咳とされる．本章では，長引く咳と喘息の鑑別と診断を中心に概説する．

4.1 長引く咳の鑑別診断[1,2]

4.1.1 咳の疫学と分類

一般内科における初診患者の10〜30%において咳が主訴とされ，最も多い主訴の1つである．咳を訴える患者は，世界的に増加している．また一般住民調査（アメリカ，イギリス他）でも，その11〜18%に長引く咳があるとされる．このように咳は極めてありふれた，しかし多種の要因で起きうる症状である．その咳に影響する重要な背景は性差，すなわち女性に多いことである．また喫煙の影響も大きい．その他，胃食道逆流現象（GERD：gastroesophageal reflux disease），肥満，過敏性大腸，大気汚染，室内湿気との関連が報告されている．GERDはそれ自体が咳の原因になる（後述）．肥満は喘息の発症・増悪因子として知られているが，肥満者に腹圧亢進によるGERDが多い影響もある．過敏性大腸には乾性咳嗽（がいそう）が伴いやすいことも多く報告がある．

咳が多種の要因で起きるのは，咳受容体が，咽頭喉頭や気管支だけでなく，上気道，胸膜，肺間質，横隔膜，心膜，食道，耳道などにも広範囲に存在するためである．それらの刺激や炎症により主に迷走神経を求心路として咳中枢に伝達され咳が生じる．さらに中枢神経過敏による咳も少なくない．すなわち咳の感受性は，局所と中枢の感受性の両者で形成されるといってよい．これは食道炎の所見がなくてもGERDによって咳が生じる説明にもなる．

咳は，その持続期間で，急性（2週以下），遷延性（3〜8週），慢性咳嗽（8週以上）に分けられる．図4.1に咳の持続期間と特に感染性咳嗽と非感染性咳嗽の

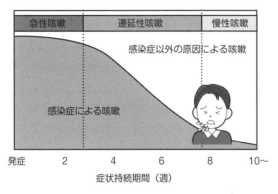

図 4.1 症状持続期間と感染症による咳嗽比率[2]

関連を示す．成人では，3週間までの咳の多くは感染症（感冒，上気道炎，気管支炎など）であるが，経過とともに非感染性の割合が増加し，8週では感染による咳嗽は2割以下となり以後漸減し，アレルギー咳嗽（咳喘息もしくはアトピー咳嗽）が多くなる．

4.1.2 長引く咳の診断でまず行うべきことは

長引く咳の患者に対し，各種検査の前にまず行うことは，最も頻度の多い気道感染を思わせる症状が経過中にないかを問診することである．発症時の咽頭痛や発熱，経過中の膿性痰，倦怠感，副鼻腔痛などは，診察時に消失していても，気道感染の遷延化を強く疑う．黄色痰がみられれば，さらに下気道感染や副鼻腔炎の可能性が高まり，抗菌薬の適応となる．その際でも血液検査で炎症所見は認めないことが多い．特に高齢者，遷延例，重症例などでは胸部X線などの画像検査を早期に勧める．また喫煙者の場合は禁煙でどの程度改善するかを診るべきであり，降圧剤のACE阻害薬の使用者は最近では少ないものの，その使用者の数％は頑固な咳嗽を呈するため，必ず問診する．また意外に知られていないが，特に若年者の扁桃腫大も咳の誘因になるため，必ずチェックする．

4.1.3 長引く咳（8週以上）の主な原因とアレルギーの関与

8週（2か月）以上の咳の3大原因は，国際的には，①アレルギー（＝喘息関連咳やステロイド反応性咳とも称される．その主体は咳喘息やアトピー性咳嗽である），② GERD，③副鼻腔疾患とされる．しかし感染による咳嗽も数か月続

表 4.1 我が国における慢性(8週以上)咳漱の原因疾患の頻度
(咳嗽に関するガイドライン 2012 から,国内成績抜粋+相模原成績追加)

著者 (報告年/国)	症例数	咳喘息/喘息	鼻炎/後鼻漏	胃食道逆流症(GERD)	COPD(喫煙)	アトピー咳嗽	感染(後)咳嗽	副鼻腔気管支症候群	不明
小野ら 相模原病院 (2007)	n=508	24%	10%	9%	5%	21%	17%		3%
Fulimura M (2005/日本)	n=248	36%	2%			29%		17%	
Matsumoto H (2009/日本)	n=112	55%	7%			15%	6%	8%	4%
Yamasaki A (2010/日本)	n=54	54%		5%		15%	11%	7%	9%

7位(4%):心因(=睡眠導入剤や抗不安薬などで消失)
8位(3%):ACE 阻害薬による副作用の咳(中止で消失)
9位(2%):心臓負荷,軽度の心不全(=利尿剤で消失)
10位(2%):HRCT(高解像度 CT)+専門医でしか判断できない間質性肺炎,器質化肺炎など

くことも少なくない(その代表は百日咳).一方,表 4.1 に示すように国内では,おおむねアレルギー>GERD,副鼻腔疾患,感染である.

GERD の咳は,近年のピロリ菌感染率低下による胃酸分泌亢進,肥満化,食生活の変化などにより急増しており,現在では成人,特に中高齢の長引く咳の 3 割以上を占める印象がある.また咳の主原因でなく 2 番目の原因として関与(併存)する例(咳喘息+GERD など)も増加している.加齢や肥満による下部食道括約筋の低下が生じやすい中高齢女性に多い.注意すべきは胸焼けや呑酸などの GERD 症状がない例のほうがむしろ多く,食道内視鏡所見も正常例が少なくない.また通常の H2 阻害薬や低用量の PPI(プロトンポンプ阻害薬)は無効例が多く,常用量以上の PPI での効果で診断する.その症状は,頑固な咳であるが,痰はまったくないか,からむ程度であり,痰を喀出することはほとんどない.また臥位や食後,特に過食事に悪化する傾向があり,夕食から時間を経た完全な就眠中には咳が少ない(←咳喘息との鑑別).

アレルギー性の咳嗽(≒ステロイドが有効な咳嗽)は,咳喘息とアトピー咳嗽に分かれる.いずれも交感神経の日内リズムの影響を受け,その機能低下時,すなわち夜間就眠中や早朝に特に悪化しやすく,時に仕事が終わった夕から夜にも悪化する傾向を示す.この咳の生じやすい時間帯を問診することは,咳の初期診断に非常に重要である.咳喘息とは,喘息特有の喘鳴や呼吸困難を認めない喘息

表 4.2 典型的喘息,咳喘息,EB(アトピー咳嗽)の鑑別

	喘鳴,呼吸困難	喀痰中好酸球増加,呼気 NO 上昇	肺機能での末梢気道狭窄	気道過敏性亢進	PEF の日内変動が 20% 以上	β 刺激薬の効果	抗ヒスタミン薬の効果
典型的喘息	+	+	++	++	+	+	−
咳喘息	−	+〜±	+〜±	+	−〜±	+	−
EB(≒アトピー咳嗽)	−	±〜−	−	−	−	−	+

3者ともに好酸球性気道炎症があるが,気道過敏性の有無や β 刺激薬の効果で鑑別する.

でかつ β 刺激薬が奏効する例と定義される.客観的な検査値ではなく身体所見や症状で判断するやや不明瞭な疾患概念であるため,誤診断を生じやすい.その気道過敏性や薬剤反応性は軽症喘息に該当し,通常の喘息よりもむしろ治療反応性はよい.一方,咳優位喘息は,喘鳴や呼吸困難も伴うが,咳が主体の喘息であり,咳喘息とは異なる概念である.咳優位喘息は重症例が多く,治療抵抗性である.よって二者を混同しないようにする.

アトピー咳嗽は,国内独自の病名である.花粉などが原因となり,喉のイガイガ感を伴いやすい乾性咳嗽が主体の咳である.花粉が原因となる場合は,前年の同じ季節に咳が長引いた既往があることが多い.アトピー咳嗽は,喉頭アレルギーの概念とも重なり,欧米での好酸球性気管支炎(EB:eosinophilic bronchitis)と称される概念とも重なる.その病態は中枢気管支から上気道におけるアレルギー性炎症(好酸球性炎症)と考えられており,咳喘息と異なり β 刺激薬は無効で花粉症同様に抗ヒスタミン薬が奏効する.咳喘息,アトピー咳嗽の両者ともにステロイド,特に内服ステロイドが有効であり,両者ともに好酸球性炎症が主病態であるが,その病変の主座が,通常の喘息が下気道末梢まで広い炎症があるのに対し,咳喘息は中枢気管支主体,アトピー咳嗽は中枢気管支から上気道主体である.よって呼気 NO 検査は,主に末梢下気道の好酸球性炎症をとらえるため,通常喘息で高値,咳喘息でやや高値,アトピー咳嗽では正常値を示すことが多い.表 4.2 に三者の鑑別点を示した.

4.1.4 長引く咳のその他の原因

画像に異常所見がない長引く咳の 3 大原因以外では,前述の④喫煙,⑤扁桃肥大に加え,⑥心臓咳喘息(心臓喘息の咳喘息タイプで,X 線で心臓肥大や軽度の

肺うっ血を認め，聴診で下肺に捻髪音（髪を捻じる音，すなわちピチピチ，パリパリといった高調のはじける音）を必ず聴取し，利尿剤数日投与で咳や捻髪音が消失する），⑦間質性肺炎のごく初期（肺底部のみに間質性が存在し，X線では所見を認めずHRCT（高分解能CT）で判明するタイプ，聴診で下肺に捻髪音を必ず聴取する），⑧心因性咳嗽（除外診断で最も診断が困難．最終的に診断がつかない症例の半数以上がこれに該当する．ストレスや精神症状を訴えることはむしろほとんどない．夜間就眠中に咳がないのが特徴．抗不安薬や選択的セロトニン再取り込み阻害薬（SSRI：selective serotonin reuptake inhibitors, 抗うつ薬の一種）などで咳が消失することで診断できる）などが1〜3％程度存在するため，鑑別が必要である．長引く咳で診断困難例では，X線だけでなくHRCTを施行するのも重要である．これによりX線で確認できなかった炎症像を見出すことは少なくない．

4.2 喘息の診断—喘鳴や咳，息苦しさから喘息を的確に診断する—

4.2.1 喘息の診断とそのための検査

喘息の診断基準は世界的に存在しない．その理由は，臨床症状が様々で，客観的な指標（気道過敏性など）を加えても，感度と特異度の双方で満足できる基準が作成できないからである．したがって現実には，喘息の定義（表4.3）を目安[3]に診断する．国際的によく用いられる診断手順は，アメリカ胸部学会に示された図4.2の方法となる[4]．すなわち，喘鳴，発作性の息苦しさ，繰り返す咳などの喘息を疑わせる症状があれば，まず肺機能検査を施行し，気流制限（＝1秒量の

表4.3 喘息診断の目安

喘息に診断基準はないが，特に4項目が重要で3(2)/4以上で臨床的には喘息と診断可能

①	症状	発作性の呼吸困難，喘鳴，咳（夜間，早朝に出現しやすい）の反復
②	可逆性気流制限	自然に，あるいは治療により寛解する．PEF値の日内変動20％以上，β_2刺激薬吸入により1秒量が12％以上増加かつ絶対量で200 mL以上増加
③	気道過敏性の亢進	アセチルコリン，ヒスタミン，メサコリンに対する気道収縮反応の亢進
④	アトピー素因	環境アレルゲンに対するIgE抗体の存在
⑤	気道炎症の存在	喀痰，末梢血中の好酸球数の増加，ECP高値，クレオラ体の証明，呼気中NO濃度上昇
⑥	鑑別診断疾患の除外	症状が他の心肺疾患によらない

喘息予防・管理ガイドライン2009, 2012.

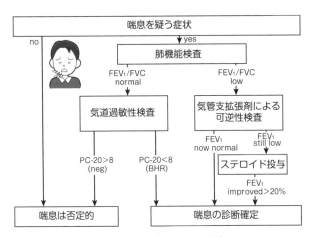

図4.2 気管支喘息の診断手順[4]

低下，1秒量とは努力性肺活量のうち最初の1秒間に呼出できた量）があれば，β_2刺激薬を吸入させ，可逆性を証明し，確定診断とする．また気流制限がなければ，後述の気道過敏性検査を行い，過敏性を証明し，喘息確定診断となる．

4.2.2 典型的な喘息発作や喘鳴の確認[3~6]

典型的な喘息発作は，夜間，早朝に生じる喘鳴，あるいは喘鳴を伴う呼吸困難発作である．このような発作症状が無症状期をはさんで反復すること，また安静時でも生じることが喘息の特徴である．これらが繰り返しあり，運動時にも生じやすく，複数年以上続いていれば，喘息の可能性は高まる．また過去にこのような症状に対して喘息の診断を受け，抗喘息薬で改善した既往歴があれば，喘息の可能性はさらに高い．

一方，典型的な喘息症状（発作性の喘鳴）以外で多いのは，咳のみ，少量の痰がからむ咳，呼吸困難や息切れ，胸苦しさ，などの症状である．このような非典型的な症状の場合は，より客観的な指標，すなわち気道過敏性，可逆性，好酸球性炎症のうち最低1つ，できれば2つ以上の確認が必要となる．

4.2.3 可逆性の気流制限

気流制限の可逆性は，β_2刺激薬吸入により1秒量（FEV_1）の前値に対して12%以上増加かつ絶対値で200 ml以上増加する場合を有意とする．FEV_1の代わりにPEFが20%以上を指標として用いることも可能であるが，やや不正確で

ある．可逆性判定に用いる β_2 刺激薬吸入は，サルブタモール（salbutamol）200〜400 µg 吸入が主に使用され，吸入後の 10〜15（30）分後の最大値を採用する．一部の慢性閉塞性肺疾患（COPD：chronic obstructive pulmonary disease）でも同様の可逆性を示すが，1 秒率が 70% 以上にならない．

4.2.4　気道過敏性の亢進[4]

気道過敏性（AHR：airway hyperreactivity）とは，各種気道刺激により短時間に気管支収縮（≒気道平滑筋の攣縮）が生じやすい下気道の性質を指し，喘息の最も基本的な病態であり，喘息診断の有力な根拠である．よって気道過敏性検査は，過去に喘息診断のゴールドスタンダードとされていたが，健常者の 10 数 % に無症候性の軽度の過敏性があること，特にアトピー素因を有する例，喫煙者，高齢者で過敏性が陽性化しやすいこと，COPD ではその重症度に応じて軽度から中等度の亢進を認めること，慢性気道感染や心不全，サルコイドーシスなどでも軽度過敏性を伴いやすいこと，などからこの検査結果のみで喘息の診断は確定できない（気道過敏性検査の詳細やアスピリンの診断は谷口，2009[7] などを参照）．

4.2.5　（好酸球性）気道炎症の存在

喀痰中の好酸球比率の増加，あるいは呼気 NO 上昇は気道の好酸球性炎症の存在を示唆する．一般的に喀痰の好酸球比率は 2〜3% 以上を増加とし，ステロイド未治療の喘息患者の診断に有用である．また呼気 NO は，測定機器，方法によって差があるが，成人においては，25（30）ppb 以下は好酸球性炎症の存在が否定される．一方，50（40）ppb 以上は，好酸球性炎症の存在が示唆される．ただし，数々の因子で呼気 NO は影響され，例えば，ICS や喫煙，気道閉塞（発作時）で低下し，アトピー性皮膚炎やアレルギー性鼻炎，特に好酸球性副鼻腔炎などで増加するため，その判定には注意が必要である．

4.2.6　アトピー素因の存在

環境アレルゲン（ダニ，真菌，ペット，昆虫など）に対する特異的 IgE 抗体が陽性，もしくは皮膚テストが陽性の場合は，アトピー素因の存在を示唆する．成人喘息患者の約 50% がこれらの通年性環境アレルゲンに感作されている．アトピー素因自体は，喘息の診断と直接の関連はないが，診断の補助となり，かつ病型や原

表4.4 喘息を鑑別すべき疾患(JGL2012, 2015をもとに著者作成)

1	上気道疾患	声帯機能不全(VCD)＊★ 咽頭炎 喉頭蓋炎
2	中枢気道疾患	気管気管支内腫瘍・異物 気管支結核 サルコイドーシス★ 再発性多発性軟骨炎 気管軟化症
3	気管支〜肺胞領域の疾患	慢性閉塞性肺疾患(COPD)＊★ びまん性汎細気管支炎(DPB)★ (慢性)好酸球性肺炎★ 好酸球性細気管支炎★ Swyer James症候群★(これらは喘息との合併も多い)
4	循環器疾患	うっ血性心不全＊(尿毒症肺も含め) 肺血栓塞栓症
5	その他	過換気症候群(合併も多い)＊★ 気胸★
6	喘息を合併する特殊病態	好酸球性多発血管炎性肉芽腫症(EGPA)★ アレルギー性気管支肺アスペルギルス症(ABPA)★

＊は日常臨床で頻度が多い疾患，★は喘息との合併が多い疾患．

因診断に有用である．しかし国内では，急速に健常者でアトピー素因を有する例が増加しているため，特に35歳以下では，喘息の補助診断と根拠となりにくい．その一方で，中高齢者，特に高齢者におけるアトピー素因の存在は，喘息の可能性が高まる．

4.2.7 他の疾患の除外[1)]

特に鑑別が難しい疾患としてCOPDがあげられるが，合併例も多いため，また明確な鑑別基準もないため，両者の診断基準(目安)を満たしていれば，合併例としてよい．表4.4に特に鑑別すべき疾患を提示する． 〔谷口正実〕

文 献

1) ACCP Evidence-Based Clinical Practice Guidelines. Chest 2006；129：169S-173S.
2) 日本呼吸器学会 咳嗽に関するガイドライン作成委員会：咳嗽に関するガイドライン(第2版)，2012.
3) 日本アレルギー学会喘息ガイドライン専門部会監修：喘息予防・管理ガイドライン2012, 2015, 協和企画，2012, 2015.
4) Guidelines for the evaluation of impairment/disability in patients withasthma. American Thoracic Society. Medical Section of the American LungAssociation. Am. Rev. Respir. Dis., 147(4)：1056-1061, 1993.
5) GINA (http://www.ginasthma.org/local/uploads/files/GINA_Report_2014_Aug12.pdf)

6) 日本呼吸器学会編：新呼吸器専門医テキスト，南江堂，2015.
7) 谷口正実：気道過敏性検査とアスピリン負荷試験の実際（アレルギー実践講座）．アレルギー，**58**(2)：87-96, 2009.

5 文明病としてのアレルギー疾患対策
―アレルギー疾患は自己管理が必要な疾患であると同時に，周囲の理解と協力が必要な疾患でもある―

　アレルギー疾患は，短時間で急激に悪化することもあり，それを早期に察知して治療行動を起こすには専門医の指導のもとで行う自己観察と自己管理が必要である．

5.1　重症化予防の根拠

　重症化し得る代表的疾患はアナフィラキシーショックと喘息であり，短時間で死に至ることもある．増悪時は本人や現場の市民の行動が生死を左右する．アナフィラキシーショックの頻度は少ないがエピペン®の自己注射[1]による速やかな処置を要する．喘息発作は特徴的な症状，最大呼気流量計（ピークフローメーター，PEF測定装置）などで増悪を察知し，発作止めの吸入，プレドニゾロン（プレドニン®）短期大量療法等で増悪を頓挫する[1,2]．喘息は適切な自己管理により死に至ることはほとんどないが，症状が安定すると予防対策を怠るので喘息の増悪ならびに喘息死を想定した教育指導が望まれる．

　①**アナフィラキシーショック**：　2013年死亡は77例，うち医薬品37例，ハチ刺傷24例，食物2例，血清1例，不明13例である[1]．アナフィラキシー経験児童は小学生2万8280人（0.6%），中学生1万254人（0.4%），高校生4245人（0.3%），総計4万9855人（0.5%）である．食物での死亡率は患者10万人当たり1.35～2.71人，0～19歳で3.25人である．皮膚，粘膜の発疹，掻痒，紅斑，呼吸困難，気道狭窄，血圧低下，意識障害，持続的消化器症状等があればアナフィラキシーという．喘息，パニック障害，低血圧，自律神経性てんかん等，異物の誤嚥，心源性ショック等と鑑別する．

　②**喘息死**：　減少傾向だが，1998～2003年の日本アレルギー学会喘息死特別委員会調査では発作開始後1時間以内の急死は13.6%，3時間以内まででは29.7%であり[3,4]，全体の死亡形式でも急死29.8%，不安定急変型16.2%，不連

続急変型 17.2% であり，重積発作型喘息死は 21.2%，特定不能 15% 強である．2013 年現在，喘息死は 1728 人，うち 0～4 歳が 4 人，5～34 歳が 20 人，35～64 歳が 158 人，65 歳以上が 1548 人である．短時間の死亡と，65 歳以上が約 90% なのが特徴である[5]．誘因は気道感染，過労，ストレスが多く，院内以外に自宅や搬送中，および病院到着直後の死亡が多い．死亡前 1 年の重症度は，重症 39.2%，中等症 33.0%，軽症 7.4% である．死亡例は疾患認識が乏しく治療中断が問題になる．半数は重篤発作による入院既往，25% は致死的大発作の既往があり，類似病歴患者では自己管理を徹底することが必要である．

5.2 誘発因子の回避

誘発因子は判断が難しいこともあるので医師とともに特定し，医師が文書に記載したものを，患者は身分証明証とともに携帯する．死亡例では悪化要因への過少評価が目立つ．医療者は本人と家族等に，問題遭遇時に正しい行動を選択できるか確認する．IgE 依存性原因物質には食物，昆虫，一部の医薬品，ラテックス等があり，運動誘発性食物アレルギーであれば問題食品の摂取後の運動は避ける．IgE 非依存性原因物質は非ステロイド性抗炎症薬（NSAIDs），β-ラクタム系の抗生剤，生物製剤，造影剤等であり，過去に反応があれば使用しない．運動，低温，高温，日光，オピオイド，飲酒などはマスト細胞の直接活性化が原因のときもある．誘因不明のときは未知アレルゲン，マスト細胞異常反応を考える．喘息では過去に致死的発作の経験があれば特に予防対応の教育指導を強化する[6]．反応回避のための代表的な自己管理指導を示す．

①**禁忌薬剤**： 本人，家族の教育，患者カードの携帯を徹底する．NSAIDs は，一度でも重症反応があれば，その後，使用しない．β 遮断薬も重症発作を誘発する．亜硫酸塩，黄色色素タートラジン，安息香酸塩，グルタミン酸 Na，サリチル酸塩，メタ重亜硫酸等の添加物も注意する．アセチルコリンエステラーゼ阻害薬も副交感神経の刺激を高めるので注意する．

②**感染症**： RS，パラインフルエンザ，インフルエンザ，ライノウイルス，メタニューモウイルス，肺炎マイコプラズマ，クラミジア，百日咳等が発作増悪に寄与する．対症療法，抗生剤，喘息薬，抗アレルギー薬の使用法をあらかじめ指導する．湿度調節，うがい，手洗い等，予防法は複数を示す．後鼻漏治療も咽頭炎予防になる．エンドトキシン（LPS：lipopolysaccharide）曝露はアトピー型

喘息発症を減らすという説（衛生仮説，hygiene hypothesis）もある．インフルエンザ不活化ワクチン接種は過去に問題があれば個別に判断する．

③**大気汚染**： 小児呼吸器検査の低下の報告があるが，転地療法の効果は一定しない．屋外ディーゼルエンジン排気ガス成分はIgE抗体産生を亢進し，二酸化硫黄粒子複合体，オゾン，窒素酸化物は24〜28時間後のアレルギー反応性を亢進する．温泉の二酸化硫黄は約1ppmで喘息の気道収縮を起こし，花火，焚き火，排気ガスも増悪させる．室内では線香，調理の煙，化粧品，生花，洗剤，接着剤，殺虫剤，湯気（低張性エアゾル），ホルマリン等の揮発性有機物質，窒素，硫黄酸化物，エンドトキシンに注意し，台所，風呂場の換気を行う．二酸化窒素，ホルムアルデヒドは暖房，調理器具，建材等から発生し，二酸化窒素は0.6ppmで気道過敏性を亢進する．冷暖房用ガス，バイオマス燃料より，パネルヒーター，床暖房がよい．

④**タバコ煙**： 4500種類以上の汚染物質が特に副流煙に多く含まれる．喫煙者の多くはニコチン依存症であり治療対象となる[7]．能動喫煙は吸入/経口ステロイドの効果減弱，テオフィリン・クリアランスを上昇させる．長期喫煙者では慢性閉塞性肺疾患（COPD）との鑑別が難しい．受動喫煙は小児喘息症状，胎児期曝露は小児期曝露時の症状を増やす．妊婦の喫煙は気道過敏性，出生後乳児の肺機能低下を招く．母親の喫煙で生後1年以内の喘鳴が4倍となる．両親，特に母親の喫煙は子どもの発症，投薬必要量，救急治療が増える．患者，妊婦，乳幼児の周囲の禁煙を徹底したいが飲食店の禁煙化が不十分である．

⑤**職業性喘息**： 頻度は5〜20%，原因物質はトルエンジイソシアネート（TDI：toluene diisocyanate）など多彩である．職場の温度変化，湯気，有機溶剤，夜勤等があれば指導する．主婦業も過小評価されるが介護や育児などで過重労働となる．

⑥**ストレス**： 炎症性サイトカイン産生，睡眠障害，自律神経失調等が発作を誘発する．笑う，泣く，怒るなども過換気による気道狭窄を起こす．ホッとすると副交感神経作用で発作が出やすい．急な発作に備え，家族，学校，職場に協力を依頼しても職場では昇進の妨げになることもある[8]．自己管理で症状が安定すれば健常者と同等に働けることに理解を求める．食事・睡眠・運動・仕事など一定のリズムで行う生活習慣を身に付ける．簡単な心理療法でも「イライラ感」「不眠」「人間関係」の改善が可能であり，適応力改善は自己管理技術の向上に役立つ[9]．ストレス管理は社会的健康度の向上に役立つので企業や国家が推進すると

表 5.1 社会的健康度

①周囲と良い人間関係が築けている
②周囲の人達の役に立っているという実感がある
③仕事など日々の生活に生き甲斐を感じている
④自分の存在意義を感じている

表 5.2 健康管理に必要な社内環境の整備

①健康維持に関する定期的な情報提供，呼びかけがある
②上司から健康管理に関する声かけがある
③仕事の合間に軽い体操などができる
④決まった時間にゆっくり食事ができる
⑤気軽に何でも上司に相談できる
⑥社内で非公式なコミュニケーションができる
⑦サークル活動など職務以外の活動への支援がある
⑧残業が少なくなるような働きかけがある
⑨いつでも気軽に産業医などに相談できる
⑩必要な時は病院を受診できる

社会的健康度が高いと心身症や精神障害になりにくい．

よい（表5.1, 5.2）．

⑦**気象**： アレルゲン，黄砂，冷暖房に影響し，服装，マスク等で予防する．雷雨も埃，大気汚染，アレルゲンに影響し，移動性高気圧，寒冷前線，台風，気温低下（3℃＜），湿度低下（30%＜），梅雨，秋雨，気圧低下に注意する．若年者は秋・春，高齢者は秋の発作が多いが，喘息死は感染が誘因のため，40%は冬である．

⑧**その他**： コーヒー，紅茶は症状を緩和するが飲酒は非特異的充血，浮腫が発作誘因になる．宴席で飲酒を強要されたときに大発作を起こすことが多く，同席者も注意する．肥満指数（BMI）高値は発病，有病率を上げ，減量は肺機能，QOLを改善する．入浴は気道粘膜充血，浮腫等を起こすので，発作時は避ける．運動誘発喘息（EIA：exercise induced asthma）は乾燥冷気の吸入が誘因であり，無理のない運動を選び，運動前に吸入 β 刺激薬などの予防薬を使う．

5.3 ライフサイクルに応じた自己管理指導

①**思春期**： 指導が難しい年代に加え，病態の変化，服薬率/受診率の低下，生活習慣の乱れ，β_2刺激薬乱用，喫煙も問題となる．

②**成人世代**： 家庭，職場の負担が大きく精神衛生相談が多い．過剰適応型性格では精神的負担の自覚がないので早期発見と修正を支援する．余裕がないと β 刺激薬吸入に依存し喘息死のリスクが高まる．

成人男性： 管理職以外は自己裁量権が少なく，通勤，出張，残業の負担，仕

事中に忙しくて薬が飲めないなどの問題がある.

　成人女性：　家事,出産,育児,介護,冠婚葬祭等の負担が多い.40%は月経時に悪化する.閉経後も増悪が多くステロイド依存例では骨粗鬆症を予防する.結婚は新たな適応努力のため発作止めを過剰に使う傾向がある.仕事を継続する場合は家事,育児等が負担になる.家族関係で意見調整が難しいときは我慢する傾向がある.家族でも喘息が長期的な治療管理を要することへの理解が困難なことが多い.遺伝では両親が喘息で約半数,片親で約29%,両親になくても17.6%に喘息が出るというが実際の発症は出生後の環境因子も影響する.

　妊娠：　約1/3ずつが軽快,不変,増悪する.治療は非妊娠時の継続とするが不安から治療を中断する例が多い.低酸素血症は胎児に不利であり必要な薬は躊躇せずに使用し発作頻発時は入院する.妊娠中は余裕をもち,勤務形態の変更,配置転換,早めの産休や転職も考慮する.あらかじめ家族と話し合い支援を要請する.妊娠中に胎盤性ステロイドで症状が安定しても出産後,約1か月で妊娠前に戻る.授乳に影響する薬剤の中断,夜間授乳の疲れ等で,この時期は悪化が多い.すでに子どもがいれば早めに保育園などに預ける場合がある.

　離婚：　選択しても自立努力のため負担軽減にならないが,体調が悪いことを理由に離婚を余儀なくされる例もある.

　独居患者：　悪化時の支援が難しく職場,友人,管理人などにあらかじめ依頼する.救急車要請時に声が出ないときは受話器を叩いて意思を表し,逆探知を待つ.高齢者,学生ともに私的,公的支援が必要である.

　③高齢者：　個人差が大きく,喘息死が多い.完解時でも肺機能が低下し重症例では在宅酸素療法が必要になる.COPD,肺癌,誤嚥性肺炎,活動性結核,心不全,逆流性食道炎(GERD)の合併も注意する.胃内容物の逆流が迷走神経反射を亢進し気道収縮を起こすと喘息と間違うことがある.ACE阻害薬の咳も咳喘息と間違う.β刺激薬感受性低下例では抗コリン薬を使うが前立腺肥大,閉塞型の緑内障に注意する.鎮痛薬,β遮断薬も不用意に投与しない.吸入ステロイド(ICS)の手技,長期管理の理解に乏しく介護の有無も予後に影響する.吸入器具のドライパウダー定量吸入器(DPI:dry powder inhaler)が使用できないときは定量噴霧式吸入薬(pMDI)に変更し,呼吸同調が困難なら補助器具のスペーサーやネブライザー吸入を使う.ステロイドは精神症状が多く,吸入でも800μg/日以上の長期投与は高血圧,骨粗鬆症,糖尿,消化性潰瘍,エストロゲン値変化,免疫低下等の懸念がある.β刺激薬は頻脈に注意する.テオフィリンは肺機能改善,

QOL 向上によいが，75 歳以上は血中濃度 5〜10 μg/ml とし不整脈等では減量する．マクロライド系抗生剤，ヒスタミン H2 遮断薬等の排泄も下げる．ヒスタミン H2 遮断薬は鼻炎合併例等に連用したときは眠気，口渇等が出やすい．ロイコトリエン拮抗薬は中高年でも使いやすいが特有の副作用に注意する．

5.4 社会的支援

小児は，保育園，幼稚園，学校，キャンプ，運動会等が問題で，特に致死的アナフィラキシー発作の 90% は自宅以外なので社会的認識が救命につながる．社会的支援では①食品表示義務化，②食品飲食業界の認識向上，③学校給食の誤食予防等がある．小児喘息死は人口 10 万当たり 0.1 人以下に減ったが 15〜19 歳男子は長期管理薬の自己中断，発作時の受診の遅れが目立つ．成人は職業的環境曝露，勤務に付随する身体的，精神的負荷も悪化要因になる[9]．発作継続中の勤務は危険であるため，仕事に支障がないように自己管理指導を徹底する．仕事中の自己管理は社会的配慮も必要となり職場も安全管理義務がある．過労死防止法案の枠組みの適応が望まれる．

5.5 患者と市民への教育指導

患者の自己管理に加え市民への呼びかけと知識の普及が望まれる．

①**治療遵守**：　喘息死予防と治療遵守の実践条件を表 5.3，5.4 に示す．医療者と患者の意思疎通は治療遵守の基礎であり，入院，予定外受診に影響し[10]，米国では年間 3000 億ドルの医療予算を左右するという試算[11]がある．

②**患者支援団体の役割**：　簡単な口頭説明，ビデオ学習は知識向上になるが，治療遵守や自己管理技術の向上にはならない．医師の診療時間は 1 人平均 5〜10 分であり，問題解決には，社会全体の協力が必要である（表 5.5）．ピークフロー（PEF），日記記載，吸入器操作法，治療目的，薬剤使用の注意点など，繰り返し説明が必要である．患者支援団体では自己管理に精通した患者が新規患者の自己管理指導，一般市民への情報提供を行う[12,13]．服薬の注意点，吸入ステロイドの使用法，医師への相談方法等，経験を踏まえた指導には医師でも補えない情報もあり，継続教育，治療遵守の向上，一般市民への教育に有用である（表 5.6）．

③**自己管理技術**：　喘息は慢性疾患であり，自己管理技術の体得と発作予防は

表 5.3 喘息死を防ぐために必要な喘息管理の基本的な考え方

(A) 喘息死の要因	①仕事や学業の優先
	②発作止めの吸入薬の依存・過剰使用
	③重症で全身性ステロイドの依存
	④医師の説明不足
	⑤医師の不適切な治療
(B) 喘息死の予防に必要なこと	①定期的に診察を受ける
	②悪いときは早めに受診する
	③悪いときは仕事や学業より喘息治療を優先する
	④医師の指示にしたがって治療する
	⑤自分の判断で勝手に治療を中止しない
	⑥発作止めの吸入器に頼りすぎない
	⑦発作止めの吸入器を過剰に使用しない
	⑧発作止めの吸入器を頻繁に使うようになったらすぐ受診する
	⑨発作止めの吸入器が効かないときはすぐ受診する
	⑩予防の吸入（吸入ステロイド）を定期的に使用する
	⑪喘息を自己管理する
	⑫喘息を正しく理解する

表 5.4 アドヒアランスを高めるために必要なこと

A. LEARN の法則（指導者側の問題）	① Listen：患者の話を傾聴する
	② Educate：患者の理解に必要な情報を提供する
	③ Acknowledge：お互いの問題点を指摘する
	④ Recommend：治療者が理想的な治療を推奨する
	⑤ Negotiate：最終的な治療は患者と相談して決める
B. アドヒアランスを高める条件（患者側の問題）	①自分の喘息は危険度が高いと認識したとき
	②自分の薬の安全性が高いと認識したとき
	③自分の治療で症状が良くなっていると実感できるとき
	④患者と医師側に意思疎通がありお互いに信頼できると思ったとき
	⑤医師との信頼関係のもとで身に付けた技術によって自己管理能力が高まるとき

喘息克服に必須であり，効率よく教育するしくみが不可欠である．イギリスは AsthmaUK などの慈善団体，アメリカでは Asthma Educator のしくみがある．我が国では環境再生保全機構等が各種教育活動を行っているほか，民間ではアレルギー友の会，相模原のアレルギーの会，日本喘息患者会連絡会，NPO 法人 EPAREC（Expert Patient in Respiratory Care）[14] などの患者支援団体も独自の

表5.5 教育の対象と担い手

①医療関係者	(a) 医師	喘息専門医，呼吸器専門医，一般内科医，校医，産業医，非喘息専門医
	(b) メディカルスタッフ	看護士，看護助手，薬剤師，薬局店員，呼吸療法士，理学療法士，臨床検査技師，針灸師，職業訓練士
②非医療関係者	(a) 個人的参加者	学校教師，学校経営者，スポーツ指導員，職場管理者（事務所，店舗），一般市民（喘息患者，非喘息患者，患者家族），病院，診療所，薬局職員，医療関係会社員（製薬会社，医療器機，保険会社），報道・出版関係
	(b) 団体参加者	喘息患者会，慈善団体，地域活動グループ，非政府団体（NGO）
	(c) 政府関係者	厚生労働省，都庁，地方自治体，保健所職員

表5.6 医師・一般市民による患者教育の利点と欠点

	利 点	欠 点
①医療関係者（特に医師）	実証済みの事実を教育する 広く応用できる知識を有する	知識が多すぎる 伝授したい内容が多くなりすぎる 盛りだくさんで相手が混乱する
②一般市民	理解しやすい 聞き手が共感する	限られたことしか知らない 経験に基づいた教育が中心となる 応用範囲は狭い

活動に加え，連合して「アレルギー患者の声を届ける会」を通じて役割を担っている．

喘息やアナフィラキシーなどは致死的な経過をとることがあり，予防には毎日の継続的な自己管理技術の実践と訓練が必要である． 〔灰田美知子〕

文 献

1) アナフィラキシーガイドライン：アナフィラキシー対策特別委員会．一般社団法人日本アレルギー学会，2014．
2) 灰田美知子：成人気管支喘息の在宅ケア．*JIM*, 14(4), 2004.
3) Beasley, R. *et al.*：Global Burden of Asthma：Developed for the Global Initiative of Asthma, 2004.
4) 喘息予防・管理ガイドライン2012：喘息ガイドライン専門部会．日本アレルギー学会，2012．
5) 厚生労働省人口動態統計「死亡数，性・死因（死因基本分類）別」
6) 灰田美知子：気管支喘息―診断と治療の進歩―．日本内科学会誌，98(12), 53-63, 2009.
7) 灰田美知子：喫煙と受動喫煙の呼吸器疾患への影響と対策．日本医事新報，4438, 55-64, 2009.
8) McClellan, V. E. and Garett, J. E.：Asthma and Unemployment Experience. *NZ Med. J.*, 103, 399-401, 1990.
9) 灰田美知子：心理的因子を考慮した喘息診療の進め方―患者教育における重要性―．*Medical Practice*. 15(11), 1947-1952, 1998.
10) Bauman, L. J. *et al.*：Relationship of adherence to pediatricAsthma morbidity among inner-city children. *Pediatrics*, 110(1), 1-6, 2002.
11) Bruce, B. G. *et al.*：Medication non-adherence and asthma treatment costs. *CurrOpin Allergy and*

Clin Immunol., 4, 191-195, 2004.
12) 門井英一ほか：患者団体からの発言ーエパレクにおける患者自身による熟練患者育成の取り組みについてー．アレルギー学会誌，54(3, 4)，p.317，2005.
13) 矢内純子：患者さんの目線から作成されたパンフレット「HOW TO STUDY ぜんそく」と患者会の紹介．アレルギー学会誌，55(3, 4)，p.349，2006.
14) 灰田美知子：全人的医療の必要性から考案された「熟練喘息患者による患者指導」．NPO法人環境汚染等から呼吸器患者を守る会（エパレク）の取り組み．*Comprehensive Medicine*（全人的医療），10(10)，2011.

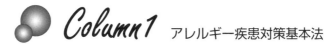

Column 1　アレルギー疾患対策基本法

●アレルギー疾患医療の均てん化などが課題

　アレルギー疾患対策基本法（以下「基本法」と記す）が2014（平成26）年6月，国会で成立，2015（平成27）年12月に施行された．法案作成に深くかかわった者として大変に嬉しく思うと同時に，「基本法」という性格から，この法律の枠組みを生かし，関連する学会の医師やメディカルスタッフ，患者などが声を上げて，実効性ある取り組みを進めることが大切であることを痛感する．

　法の目的は第1条に明確であり，アレルギー疾患対策の推進に関する国の指針や基本的施策を定めることで対策を総合的に推進することにある．そして国が講ずる施策として，重症化の予防及び症状の軽減に資する施策，アレルギー疾患医療の均てん化，患者の生活の質の向上，研究の推進など幅広い取り組みを定めている．

　施策だけをみれば，疾患に関連する他の法律と変わらないようにもみえるが，条文を詳細にみれば，かなりの部分で患者の視点が生かされていることが理解されると思う．例えば現状のアレルギー医療では，たまたま受診した医師によって患者の人生が左右されてしまうようなことが起きている．また患者（児）自身が，自分が受けている医療が適切なのかどうかわからないことや，学校や保育所などでの支援も課題となっている．

　そこで「基本法」には，医師などに対して，あえて「アレルギー疾患を有する者の置かれている状況を深く認識し，科学的知見に基づく良質かつ適切なアレルギー疾患医療を行うよう努めなければならない」（第8条），「（患者が）居住する地域にかかわらず等しく科学的知見に基づく適切なアレルギー疾患に係る医療を受けることができるようにすること」（第3条）を求めた．

●メディカルスタッフなど多職種連携で患者を支える

　また学校や保育所，高齢者の施設などに対して「適切な医療的，福祉的又は教育的配慮をするよう努めなければならない」（第9条）とし，それを可能にする「専門的な知識及び技能を有する医師，薬剤師，看護師その他の医療従事者の育成」（第16条），「専門的な知識及び技能を有する保健師，助産師，管理栄養士，調理師等の育成」「学校等の教員又は職員，事業主等に対する（中略）研修の機会を確保」「アレルギー疾患を有する者及びその家族に対する相談体制を整備」（いずれも第18条）などの施策を掲げた．ここで法律のすべてを説明することはできないが，いずれも多職種の連携で取り組み，患者を支えていくことが「基本法」の特長になっており，関係する方々の不断の取り組みが期待されている．

〔長岡　徹〕

6 周囲の人たちの支え方
―適切な自己管理のための病診連携, 病薬連携と周囲の理解の必要性―

　アレルギー疾患は様々な種類の疾患が重なったり, 時期を変えたりして出現する. より良い治療に結びつけるためには,「正しく判断できる患者」を育てること, つまり医師だけでなく, 多くの医療者が患者を支えることが必要である. 家族や学校, 職場の関係者などの協力も欠かせない. 小児領域では, 2009年度より日本小児難治喘息・アレルギー疾患学会が小児アレルギーエデュケーターを養成し, 2014年6月現在219人が活躍している[1].

　成人領域では, 慢性閉塞性肺疾患（COPD）に関して訪問看護師や薬剤師を含めた連携をとり, 患者の救急受診や入院回数を減らすことができたとの報告がある[2,3]. 喘息を中心に医療連携のあり方を考えたい.

6.1　医療連携の目的

6.1.1　チーム医療の主役は？

　チーム医療は, 医療に従事する多種多様な医療者が「各々の高い専門性を前提に, 目的と情報を共有し, 業務を分担しつつも互いに連携・補完し合い, 患者の状況に的確に対応した医療を提供すること」とされている.

　「チーム医療の中心は患者自身である」ということを忘れてはならない. 各専門職の知識・技術が高度化し, また治療が標準化されたため, 医療者がそれぞれの専門性をいかし協力することがいっそう必要である. WHOからも成功するチームづくりについて提言がなされている（表6.1）.

　喘息患者では, 吸入治療が基本で, 正しく行えるかが患者の予後を決定するといっても過言ではない. 吸入は, 医師が単に薬剤を処方するだけでは, 患者の病気に対するやる気, すなわちアドヒアランスを高められない. 医療連携は喘息予防・管理ガイドライン（JGL）2012にも重要性が述べられているが, それでは不十分で医師, 看護師, 薬剤師, 訪問看護師, 理学療法士, ケアマネージャーなど

表6.1 成功するチームづくり

共通の目標をもつ
測定できるゴールがある
リーダーシップと問題解決能力がある
コミュニケーションがとれている
結束力があり,お互いに敬意を抱いている
状況を客観視できる
自分たちを客観視できる
柔軟な対応がとれる

WHO Patient Safety Curriculum Guide for Medical Schools より改変[4]

多くの職種が患者や家族を支え,手を携えて病気に立ち向かう必要がある.

6.1.2 正しいアレルギー疾患の知識の普及

a. 患者教育

喘息患者に対するアンケート調査の結果,吸入ステロイド薬を継続できない理由として図6.1に示すように喘息および治療に関する知識が不十分であることが大きな原因である[5].自分の病気の本質を知らないで,積極的に病気と取り組むことはできない.「喘息っぽい」とか「喘息になりかけている」という非科学的な表現で薬を処方されたり,ときには病名すら告げられない患者もいる.医師は主に病態と治療の面から,薬剤師は薬物治療から,看護師は生活からの指導を行

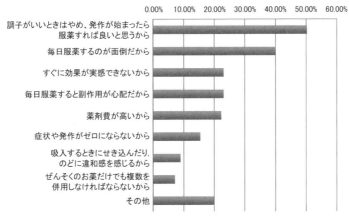

図6.1 吸入薬利用が継続されない理由[5]

い，アレルギー疾患が症状を治療すればよい風邪のような急性の疾患ではなく，一生つきあわなければならないことを十分に理解してもらう．様々なツールが出されており，それを用いる方法もある（環境再生保全機構からわかりやすい資料が入手できる[6]）．そして同時に患者教育を担当する医療者においても十分な知識を備えておくことが求められ，啓発活動が重要である．

b. 知識の先行

現在，多くの病気は生活習慣と関係した慢性疾患で，医師に治療を任せれば治るという日本古来の考えでは不適切である．すなわち，最も重要なのは，患者が自分の病気に取り組む姿勢（アドヒアランス）である．

環境整備と薬物治療は治療の両輪であるが，特に環境整備は患者の自主性に依存している．喫煙は特に重要で，小児で親が喫煙をしていると，喘息になりやすい[7]．一方，喫煙患者では吸入ステロイド薬の効果が低下する[8]．適切な薬物療法については，患者が自分の疾患に取り組むためにアクションプラン（自己管理計画書）の作成が有効である．アクションプランは疾患の増悪時の対応を示すもので，正しく実行することで患者の喘息コントロールが良くなる[9]のでもっと活用すべきである．

最近では，喘息死の90％近くが65歳以上の高齢者で，環境整備，薬物治療のいずれにおいても家族の協力が欠かせない．家族が高齢夫婦のみの場合は，訪問看護師や訪問薬剤師の協力が必要である．他人を自宅に入れることへの抵抗も想定されるが，アレルギー疾患では医療者が細かく患者の状態を確認することが特に重要である．

6.2　医療連携の方法

医療連携は単なる紹介，逆紹介ではない．喘息診療では，チームの共通の目標は「喘息患者を支援する」ということであり，この目標に向かってそれぞれの職種の役割が決まってくる．

6.2.1　喘息における病診連携

喘息は死亡数が減少し2014年は1547人であったが，喘息死ゼロを目指すには，医師の治療が適切でない場合と，患者側に喘息の適切な知識がなく治療を中断するという問題が残っている．代表的なガイドラインであるGINA2014[10]では治療

の評価が重要とされた（図6.2）．

ガイドラインの普及で非専門医の知識は増加しているが，専門医が対応したほうがよい基準がはっきりせず，症状が悪化していても紹介が遅れることがある．地域の専門医，非専門医の数，喘息に対する理解によって紹介の基準は異なり，専門医と非専門医が直接顔を合わせてよく相談をする必要がある．患者にも専門医に再度かかったほうがよい基準をしっかり教える．

我々の地域では，中等症持続型以上の症状がある場合は必ず専門医の診断を受けるように取り決めている．患者の状態が安定すれば，非専門医に逆紹介し，年1回，専門医が再調整を行う．対応する地域の医師が専門医であっても非専門医であっても，1年後には患者の呼吸機能が改善しており（図6.3）．病診連携による治療の継続性が医師の専門より重要であることを示した．患者も専門医と非専

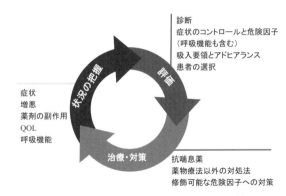

図6.2　段階的喘息治療・管理・薬物療法（GINA 2014[10] Box 3-2）

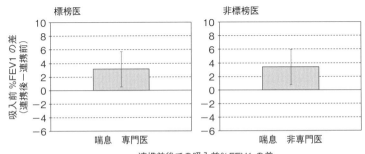

図6.3　気管支喘息患者が病診連携を利用して継続治療を行った場合の1年後の呼吸機能の変化[11]

6.2.2 喘息における病薬連携

喘息の薬物治療における最も重要な点は，吸入手技を身に付け続けることである．吸入手技の習得は特に高齢者で困難だが，若い人もできないこともある．いったん覚えても，時間が経つと自己流になってしまう．

薬剤師やメディカルスタッフの協力による十分な実演吸入指導のためにはその地域で吸入指導に関する合意が必要である．一般的には

①医師のその薬を使った理由が薬剤師に伝わること（薬剤師は患者の病名すら知らない．患者の同意の上，医療情報を薬剤師に伝える）．

②吸入指導を行うために，患者の同意を得る（同意により薬剤師は服薬情報等提供料20点を算定できる）．

③薬剤師から医師へのフィードバック．

の3点が重要である．

多くの地域で病薬連携が行われているが，その方法が良いかは十分検証されていない．また，繰り返しが重要であるが，再指導をいつ行うかの明らかなエビデンスはない．倉田らは，薬剤師が吸入指導を行うことで治療効果，アドヒアラン

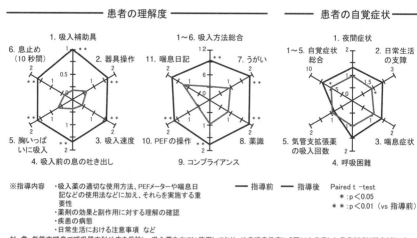

図6.4 薬剤師の指導によるアドヒアランスや治療効果の向上[12]

スが改善することを報告した（図6.4）．また，高齢患者では，訪問看護師や訪問薬剤師の役割が大きく適切な吸入指導がより重要である[13]．地域全体で，相談を重ね，医療チームをつくり対応していくことが吸入療法を成功させるこつである．そのチームに患者と患者家族が入ることはいうまでもない．

現在，全国規模で多くの地域の医師，薬剤師，看護師が吸入指導の適切なやり方をめざしてNPO法人吸入療法のステップアップをめざす会を立ち上げた（詳しくはホームページ[14]を参照されたい）．

また患者も，時間がないと薬局での指導を断ることがある．診療だけでなく，吸入指導や生活指導を積極的に受ける気持ちが必要であり，医療者の役割はそれを支援することである． 〔駒瀬裕子〕

文　献

1) 日本小児難治喘息・アレルギー疾患学会，小児アレルギーエデュケーター制度（http://jspiaad.kenkyuukai.jp/special/index.asp?id=7248）
2) 梨木恵実子ほか：退院後に訪問看護とアクションプランを併用した高齢COPD患者の再増悪の実態．日本呼吸ケア・リハビリテーション学会誌，**22**(Suppl.)，194s，2012．
3) 小野里譲司：HOT患者における吸入指導連携システムの増悪入院への影響．日本呼吸ケア・リハビリテーション学会誌，**24**(Suppl.)，135s，2014．
4) WHO：Patient Safety Curriculum Guide for Medical Schools.
5) 大田　健ほか：本邦における喘息治療の現状と患者満足度．アレルギー免疫，**17**(12)，84-90，2010．
6) （独）環境再生保全機構，大気環境・ぜん息などの情報館，パンフレット（http://www.erca.go.jp/yobou/pamphlet/form/index.html）
7) Matt, G. E. *et al.*：House contaminated by environmental tabacco smoke；sources of infant exposures. *Tob Control*, **13**(1), 29-37, 2004.
8) Chalmers, G. W. *et al.*：Influence of cigarette smoking on inhaled corticosteroid treatment in mild asthma. *Thoraz*, **57**(3), 226-230, 2002.
9) National Institutes of Heart, Lunf and Blood Institute：Global Strategy for Asthma Management and Prevention. NHLBI/WHO work-shop report（chairman:Sheffer A）. March 1993, NHI Publication Number 02-3659, 2002.
10) GINA2014（http://www.ginasthma.org/documents/）
11) 駒瀬裕子ほか：地域連携パスを用いた，気管支喘息，慢性閉塞性肺疾患患者の医療連携の結果．日本呼吸ケア・リハビリテーション学会誌，**24**(1)，112-118，2014．
12) 倉田洋子ほか：外来喘息教室における薬剤師の役割とその効果について．医療薬学，**35**(2)，145-151，2009．
13) Hira, D. and Komase, Y. *et al.*：Problems of elderly patients on inhalation therapy：Difference in problem recognition between patients and medical professionals. *Allergology International*, Japanese Society of Allergology, 2016.
14) NPO法人吸入療法のステップアップをめざす会（http://mezasu-kai.kenkyuukai.jp/about/）

いろいろなアレルギー疾患：乳幼児から高齢者まで全世代がかかる可能性

第2部　各論

7　呼吸器のアレルギー

7.1　子ども（小児）の喘息および類似の非アレルギー疾患

7.1.1　小児喘息総論と類似非アレルギー性呼吸器疾患の診断と治療管理

a.　小児喘息総論

喘息の基本病態は気道の慢性炎症である．小児においても気道炎症の重要性を示唆する研究結果は多く，軽症・早期の段階からの関与が示唆されている．したがって，小児の喘息治療においても気道炎症を意識した長期管理の考え方が重要であり，抗炎症作用を有する吸入ステロイド（ICS：inhaled corticosteroids）やロイコトリエン受容体拮抗薬が，小児気管支喘息の主要な長期治療薬として位置付けられている．図7.1に小児気管支喘息治療・管理ガイドライン（JPGL）2012に示されている喘息の病態イメージを示す[1]．喘息は遺伝的な要因に加え，アレルゲン曝露（ダニ，ホコリ，カビなど）や気道感染（ライノウィルス，RSウィルスなど）といった環境要因が働くことにより，喘息が発症すると考えられている．

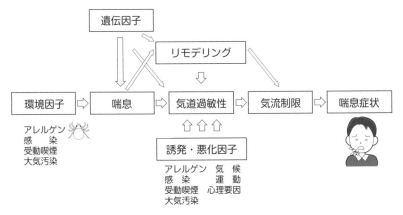

図7.1　喘息の成因と病態（JPGL2012）

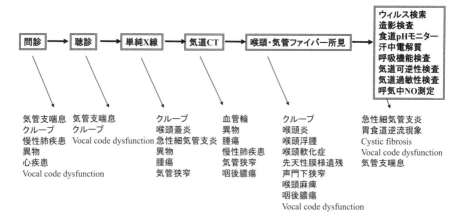

図7.2 喘鳴鑑別のチャート

b. 乳幼児喘息の鑑別診断と治療管理

　乳幼児期の喘鳴は，鑑別すべき疾患が多彩であり，診断は必ずしも容易ではない．しかしながら，図7.2に示す手順で診察を進めれば大きな誤りに陥ることはないと考える．ただし診断の確定には時に専門性を要し，2次医療機関，3次医療機関での精査が必要となることがある．それでもなお最後まで迷うのは，喘息か否か，の判断といえる．すなわち，このまま進めば喘息に移行する喘鳴であって早期からの長期ケアを要するのか，それとも無治療で経過をみてもいずれ治癒する喘鳴なのか，の見極めが難しいと考える．後者は，いわゆる喘息様（性）気管支炎に相当し，wheezy bronchitis, reactive airway disease 等とも呼ばれる．反復性気管支炎，あるいは急性気管支炎・細気管支炎後の一過性気道過敏状態と考えられ，明確な疾患単位とは認知されていない．

　理屈はさておき，実際の臨床現場においては喘鳴を繰り返す乳幼児を診察する機会は非常に多く，しばしば我々を悩ませる．筆者は，十分な鑑別診断のもとにおいて「乳児喘息」を広義に解釈し治療を重視するほうが妥当と考えている．

　JPGL2012第8章「乳児喘息」によれば，明らかな呼気性喘鳴を3エピソード以上繰り返した場合乳児喘息と診断できる．しかし厳密には前述の通り wheezy bronchitis との判別ができない．Castro-Rodriguez らは3歳以下の「喘鳴児」の気管支喘息移行リスクを，早期診断インデックス（API：asthma predictive index）として確率で提示している（図7.3）．それによれば，59～76％の確率をもって将来の喘息移行を予測できるとしている[2]．APIは発表後修正も試みられてい

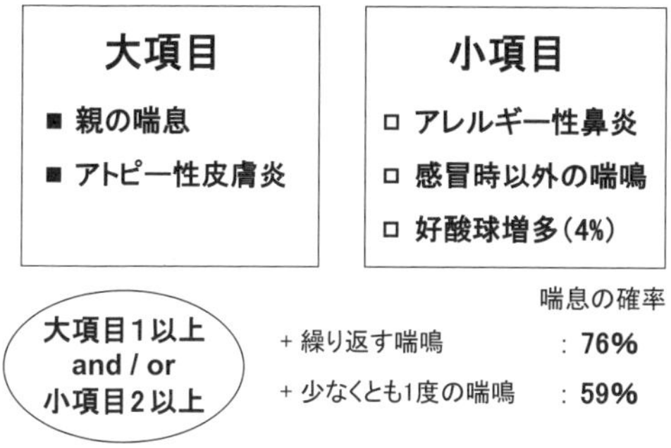

7.1 子ども（小児）の喘息および類似の非アレルギー疾患

```
┌─────────────────┐  ┌─────────────────────┐
│   大項目         │  │   小項目             │
│ ■ 親の喘息       │  │ □ アレルギー性鼻炎    │
│ ■ アトピー性皮膚炎 │  │ □ 感冒時以外の喘鳴    │
│                 │  │ □ 好酸球増多（4%）   │
└─────────────────┘  └─────────────────────┘

                                   喘息の確率
 ┌──────────┐  ＋繰り返す喘鳴      ：76%
 │大項目1以上 │
 │ and / or  │
 │小項目2以上 │  ＋少なくとも1度の喘鳴 ：59%
 └──────────┘
```

図 7.3　Castro-Rodriguez らによる早期喘息診断インデックス（asthma predictive index：API）

るが, 非常に簡便であり筆者自身も外来診療で大いに活用している．例を示そう．

生来健康な 10 か月児が感冒症状に引き続いての咳嗽と喘鳴を訴えて来院した．喘鳴を呈したのは今回が初めてであるという．問診上，異物誤飲のエピソードは認められず，食後の増悪もないようである．聴診では吸気・呼気性喘鳴を聴取したが，β_2 刺激薬吸入により消失した．児の顔面・四肢・腹部には一部湿潤傾向を伴う湿疹病変（アトピー性皮膚炎）を認める．この症例では，気道異物，胃食道逆流現象（GERD），肺炎は問診から否定的である．また β_2 刺激薬吸入による気道可逆性を認めることより，気道および気道周囲の圧迫性病変も否定してよく喘息関連の病態を強く疑わせる．児はアトピー性皮膚炎を有しており，API の大項目を 1 つ満たしている．喘鳴のエピソードは 1 回目であることから，喘息移行の確率は約 60%（59%）と考えられる．保護者にこの確率を示し，それを論拠として環境指導や投薬を行う．論拠を示せば信頼が得られてモチベーションが高まる．モチベーションが高まればアドヒアランスが向上する．アドヒアランスの向上は治療効果を高める．したがって乳幼児喘息診療において，API は極めて有用な診断ツールと考える．大切なことは,治療方針が定まった後,フォローアップを怠らないことである．経過がよければ診断，治療ともに適正だったといえるであろう．一方で，症状の改善が得られなければ診断・治療ともに再考すべきである．場合によっては専門施設への紹介を考慮する．

c. 年長児の喘息診断と治療管理

年長児において喘息の診断は難しくない．JPGL 2012 には遺伝素因，アトピー素因，臨床症状・所見，呼吸機能検査などを参考に総合的に判断するよう記されている．以下に診察のポイントを記す．

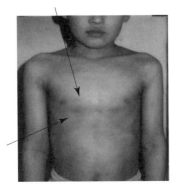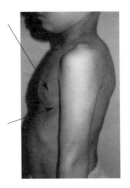

図 7.4 慢性 H 経過の喘息患者でみられる胸郭変形

　診察に当たり，特に初診時においては可能な限り上半身を脱衣させて臨みたい．広範囲にしっかり聴診する目的に加え，視診を行うためである．喘息を念頭においた診察上の視るべきポイントの 1 つに胸郭変形の有無をあげることができる．胸郭変形，特に樽状変形を来した胸郭は喘息の合併を強く示唆する（図 7.4）．家族の自覚，あるいはかかりつけ医の認識が不十分な過小評価例は少なくない．そしてそれこそが増悪時における救急受診の遅れや，急激な悪化，喘息死につながるとも認識されている．したがって一見軽症な喘息であっても，胸郭変形が認められるケースは要注意と考えている．

　年長児で診断に迷うケースでは，呼吸機能検査を行うとよい．さらには β_2 刺激薬吸入後に再度，呼吸機能検査を行う．すなわち気道可逆性検査をお勧めしたい．喘息では気道の可逆性が認められることが多く，成人では吸入前後で 1 秒量の改善率が 12%（200 mL）以上のとき可逆性ありと評価する．年長児も成人に準ずると考えてよい．測定が可能な施設においては，気道過敏性検査や呼気 NO 測定を行うことにより診断精度が一層高まるといえる．年長児の喘息治療・管理は，抗炎症治療が中心となる．すなわち，軽症であればロイコトリエン受容体拮抗薬，低用量吸入ステロイドにより中期・長期的治療が行われる．重症化すると，吸入ステロイド/長時間作用性 β 刺激薬や抗 IgE 抗体が併用される．

d. 思春期の喘息と対応

　思春期喘息への対応には，苦慮することが少なくない．その理由の 1 つは，低いアドヒアランスにある．思春期における薬剤アドヒアランスは，幼児期，学童期に比して明らかに低下し，16〜17 歳では 30% を下回ると報告されている[3]．

喘息児の保護者や成人に対して有効な患者教育は，思春期喘息に対しては効果を望めない．

では思春期の喘息患児に対して，どのようなアプローチを試みれば，良好な成果を得られるのだろう．残念ながら普遍的に通用する答えは見つかっていない．JPGL2012には以下の対応が勧められている．すなわち，①思春期喘息の理解，②評価，③自己管理能力向上のための支援，④連携，⑤合併症の意識，⑥治療の再評価である．しかしながら思春期喘息への対応は一様には語れず，個々に応じた対応を余儀なくされよう．

筆者の個人的見解を1つだけ述べれば，診察室の敷居だけは低くしておくべきと考える．「夕方診察」「土曜日診察」「久々の来院を責めずwelcomeの意思を示す」等である．また診察室へ，患児1人で入室させる「単身入室」（親には室外で待っていてもらう）もしばしば効果的である．気道過敏性や呼吸機能などにより，客観的な評価データを示し，治療プランを論じることも重要な要素と考える．

ただ，最近になって筆者は，思春期喘息に対して特別扱いする必要はないのではないか，と考えるに至った．図7.5をご覧頂きたい．15〜19歳という，まさに思春期ど真ん中といえる年齢層の喘息死数の変化を示している．1990年の84人をピークに，以後は減少を続け2006年には4人（減少率95.2%）にまで激減した[1]．理由は何か．ICS販売額は，喘息死の変化に対し鏡面的な相反性を示しており，抗炎症治療の普及が喘息死減少に働いたことは間違いないだろう．

では15〜19歳の喘息患者は，ICS等の抗炎症治療の長期服用を遵守し続けるだろうか．以下に筆者の個人的な推論を述べる．この20年の間に喘息を患う青年たちに行動変容が生じ，服薬アドヒアランスが劇的に改善したとは，到底筆者

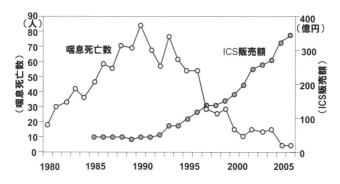

図7.5　1980年以降の喘息死数（15〜19歳）と吸入ステロイド販売額の推移

には考えられない．青少年の低アドヒアランスには，時空を越えた普遍性があるように思う．おそらく週に数回あるいは月に数回といった，これまでの常識からは極めて不十分な抗炎症治療が，喘息の重症化を防止しているのではなかろうか．

そうであるならば，ある時期（前思春期，おそらく10歳以前）に，ICSを中心とした抗炎症治療を十分に行なっておけば，アドヒアランスが低下する思春期を迎えても，極端な悪化は避けられる可能性がある．この仮説が正しければ，例えば小児科医は思春期喘息対策に多大なエネルギーを費やさなくても，一般の小児科医が得意とする学童期前半までを一生懸命ケアすればいいことになる．青年たちにとっても，やかましいことを言われず，自責の念ももたずにすむ．親たちもまた，余計な葛藤の必要がなくなる．本人も親も医者も，より健全に過ごせるかもしれない．

7.1.2 小児喘息をとりまく問題—患児・家族への理解と援助—
a. 重症・難治喘息児をとりまく問題

近年は，喘息の軽症化が進み，喘息死は激減した[1]．喘息を理由とする休校，休園も減少したはずであり，喘息児の生活レベルも過去と比べて飛躍的に改善したものと筆者は認識していた．しかし筆者のアレルギー専門外来における調査により，重症喘息児の未解決問題が浮き彫りとなった．ここに調査結果の要点を述べる．

対象は当科アレルギー外来に通院中の気管支喘息児から無作為に抽出された103人（男64人，女39人：1～15歳（平均8.4歳））である．

「お子さまが喘息であるために，園生活・学校生活の中で苦労されたり悩んだりして『これは問題だな』とお感じになったことがありましたか？」との質問を面談により行った．

結果は23％（24人）の児に関し「問題あり」との回答が得られた．内訳は，
① 教師・校医等周囲の無理解に関する問題：50％
② 適正な病状把握に関する問題：21％
③ 投薬など喘息ケアに関する問題：13％
④ 運動誘発性喘息に関する問題：8％
⑤ アレルギー的環境に関する不安：4％
⑥ いじめに関する問題：4％

であった．以下に訴えの内容を具体的に示す．

①無理解：「時に喘息症状を我慢し，部活動（野球）を頑張って続けていた．しかし喘息発作入院を機に，顧問から退部を示唆された．野球を続けたいが時に体力が追いつかず葛藤する」「周囲は喘息を治る疾患と思っている．発作が治まると，『治ったのになぜできない？』『具合悪そうにみえない』と言われる．校医も理解してくれない．さらには友人やその親も理解してくれない．無理して体育や運動会を頑張ると『やっぱりできるんだ』と言われ，とてもつらい気持ちになる」等

②病状把握：「喘息症状の変化に気付いてくれず重症化した」等

③ケア：「単純な投薬であっても園・学校が受け入れてくれない」等

④運動誘発喘息：「運動中発作が起きる恐れがあるから，と強制的に見学させられる」等

⑤環境：「防ダニ布団カバーを認めてくれない」等

⑥いじめ：「喘息が悪化し遅刻・早退・休校が続くと，班行動に支障を来たすといじめられた」等

である．

「無理解」を主な問題点として訴えた児の臨床的背景を述べる．特徴として，重症であることと難治であることを指摘できる．ほぼ全員が複数回の喘息入院を経験しており，長期間の ICS 使用を余儀なくされている．さらに喘息に影響し得る慢性疾患を合併しており，症状コントロールの難しい症例が多い．実際に非発作時の呼吸機能は低下しており（予測値に対する平均 1 秒量が 69.8％，V_{25} が 49.8％），気道リモデリングの進展が推測された．

この調査結果から何がいえるのだろう．喘息児全体の予後は著しく改善された一方で，重症例，難治例に関しては，喘息に起因する無視できない問題が，集団生活中に潜在している可能性がある．私自身このような調査のチャンスがなければ気付けていなかったであろう．主治医，学校医は日頃から，児や親の隠された訴えを拾い上げられるように努力すべきといえよう．

b. 患者・家族が求める医療とは

一般に患者が医師に求める要素は，技量（技術・知識・経験）と信頼性（人間性・責任感・十分な説明能力）であると筆者は考える．

私事で恐縮だが，筆者の家庭事情をはじめに述べさせて頂きたい．筆者の妻は悪性疾患を患い，3 年間に及ぶ病との戦いの果て 10 年程前に他界した．発症当

時長男が小学校4年生，次男は2歳であった．主治医から非常に厳しい予後を告げられるなかで，文字通り家族一丸となりこの深刻な困難と闘った．筆者は，喘ぎつつ医師としての責務を全うする一方で，重病患者の家族としても医療と向き合うことを余儀なくされた．夫として，父親として，そして医師としての人間力を日々試され続ける試練の中で，患者の気持ち，家族の気持ちを心底理解できたように思う．その私にとって主治医に対する切実な願いを構成する要素が先程述べた技量（技術・知識・経験）と信頼性（人間性・責任感・十分な説明能力）への期待だったのである．

喘息・アレルギー専門医を気取る筆者とて，前述の通り喘息児らの苦労や悩みに寄り添うことができなかった．私たちは常日頃より，患者の不安や苦痛を斟酌する努力が求められているのだろう．さらには患者家族に対しても，一定の配慮が望まれる．筆者の例でいえば，一家の主婦が長期の入院加療を，ある日突然始めなくてはならなくなったときの家族の混乱を，主治医にどれほどイメージしていただけるか，ということである．いかなる病も，本人や周囲の生活に対し一定の影響を与える．すなわちQOLに配慮した医療の重要性が理解される．

c．集団生活（園・学校）への配慮

喘息の特徴である気道過敏性が亢進していると，運動誘発喘息が誘発されやすく，体育や部活動を中心に学校生活が制限される場合がある．しかし，運動によって喘息症状が誘発されるから運動を回避する，という指導は正しくない．なぜなら，運動によって喘息症状が誘発されるという問題の本質は，喘息の評価が適正に行われているか否か，ということにあるからである．つまり，喘息が適正にコントロールされていれば，通常の運動負荷量によって問題となるような喘息症状は誘発されない．したがって運動によって喘息症状が認められる児では，重症度の評価や治療内容の見直しが必要な場合がある．ただし，学年が進んで運動強度が増せば，特に冬季の冷たく乾燥した環境における長時間の運動は，安定した喘息児であっても運動誘発喘息を来たしやすい．このような場合，ウォーミングアップを入念に行うことが重要である．移動教室や修学旅行に際しては，環境の変化に対応するため，長期管理薬のステップアップや，発作治療薬への配慮が必要になる場合がある．

近年は行政機関より「学校生活管理指導表（アレルギー疾患用）」「保育所におけるアレルギー疾患生活管理指導表」が作成され普及してきた．集団生活で配慮が必要な際に，医師が記入した書類を園や学校に提出することでアレルギー情報

を共有する仕組みである．集団生活への配慮を円滑に進めるため「生活管理指導表」の活用が望まれる．　　　　　　　　　　　　　　　　　　　　　　〔勝沼俊雄〕

文　献

1) 濱崎雄平ほか監修：小児気管支喘息治療・管理ガイドライン 2012．協和企画，2011．
2) Castro-Rodriguez, J. A. et al.：*Am. J. Respir Crit Care Med.*, **162**, 1403-1406, 2000．
3) McQuaid, E. L. et al.：Medication adherence in pediatric asthma：reasoning, responsibility, and behavior. *J. Pediatr Psychol.*, **28**, 323, 2003．

7.2　おとな（成人）の喘息および類似の非アレルギー性呼吸器疾患

7.2.1　成人喘息総論と類似非アレルギー性呼吸器疾患の診断と治療

a．喘息の定義

日本アレルギー学会作成の「喘息予防・管理ガイドライン 2015（JGL2015）」によれば，気管支喘息は，「気道の慢性炎症を本態とし，臨床症状として変動性を持った気道狭窄（喘鳴，呼吸困難）や咳で特徴付けられる疾患」であると定義されており，続いて，「気道炎症には，好酸球，好中球，線維芽細胞，気道平滑筋細胞などの気道構成細胞，及び種々の液性因子が関与する．自然に，あるいは治療により可逆性を示す気道狭窄は，気道炎症や気道可逆性亢進による．持続する気道炎症は，気道傷害とそれに引き続く気道構造の変化（リモデリング）を惹起して非可逆性の気流制限をもたらす」と記載されている[1]．

喘息において歴史的に重要なことが2つある．1つはアレルゲン（抗原）などの刺激により気管支が機械的に収縮し呼吸器症状を起こす（気道閉塞性の）生理的疾患であると考えられていた喘息が，種々の細胞が関与する炎症性疾患であると判明したことである．これまで単なる異物防御のバリアーとしか考えられていなかった気道上皮細胞や，収縮・弛緩のみが役割であると思われていた気管支平滑筋細胞などの気道構成細胞（気道粘膜の組織を構成する細胞）が，種々のサイトカインやメディエーターなどの液性因子を産生し，気道収縮のみならず気道炎症においても主要な役割を担っていることが明らかになったことは特筆に値する．もう1つは，これまで非発作時には健常人と同様の状態であり，可逆性の疾患であると考えられていた喘息において，発作時のみならず無症状の状態であっても，気道炎症が続く限り気道粘膜組織の不可逆的な組織変化，すなわち「リモデリング（remodeling）」が進行するということである．これにより臨床症状が

恒常化し，易発作性となるが，リモデリング状態となった組織を元に復して正常化させる治療は今のところ存在しない．

b. 喘息の疫学

喘息の疫学について，近年の経年的傾向を一言で表せば，「喘息有症率の増加」と「喘息死の減少」である．JGL2015によれば，喘息の有症率は，1960年代には小児・成人とも1%前後であったものが，最近では小児で10%以上，成人でも6〜10%に急上昇しているとのことである．

これと反対に，喘息死の実数は，年々明らかな減少傾向をたどっている．厚生労働省の人口動態統計によれば，1950年代に1万6000人に上った年間喘息死亡者数も，最新の2015年の統計では1510人にまで減少している[2]．

c. 喘息の病態生理

喘息の病態について，JGL2015に示された図7.6をもとに解説する．

まず図の左半に示された気道炎症について述べる．アレルゲンなどが生体内に侵入すると，樹状細胞（dendritic cell）などの抗原提示細胞に取り込まれ，その細胞表面に抗原情報が提示され，これをT細胞が認識する．T細胞は，IL-4な

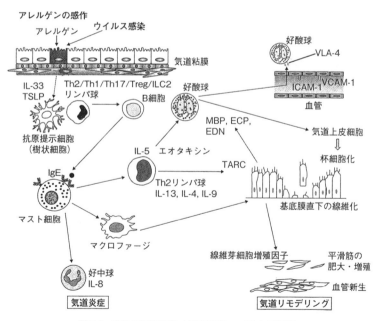

図7.6 喘息の病態生理（JGL2015, p.58より転載）

どのサイトカインを産生して,B細胞を刺激し,B細胞からIgE抗体を産生させる.このIgE抗体は,マスト細胞の表面にあるIgE受容体に結合し感作が成立する.感作が成立した後,再び同一アレルゲンが生体内に侵入すると,マスト細胞のIgE受容体に結合して細胞内伝達機構が活性化し,マスト細胞の脱顆粒反応などにより種々のメディエーターが遊離され,気管支の収縮反応が生じる.この反応は,アレルゲンの侵入後,約15分から20分くらいで生じ,即時型喘息反応と呼ばれる.即時型喘息反応による気管支収縮から回復しても,アレルゲン刺激より約8時間後に再び気道狭窄症状が出現することがあり,遅発型喘息反応と呼ばれる.ここでの主要な細胞は好酸球である.好酸球はロイコトリエンなどを産生して気道収縮にかかわるほか,MBP (major basic protein) やECP (eosinophil cationic protein) などを放出して気道上皮の傷害をきたし,気道リモデリングの原因となる.アレルゲンのみならず,ウィルス感染などの気道上皮細胞への直接刺激により産生されるTSLP (thymic stromal lymphopoietin) やIL-33などのサイトカインが気道炎症に関連することも最近の話題である.

　気道炎症を生じる原因が取り除かれて炎症反応も沈静化しているにもかかわらず,気道閉塞症状が持続し,改善しない場合がある.これは気道粘膜組織の正常な修復が阻害され,気道粘膜の組織変化が生じているためである.これには上記の好酸球による気道上皮の傷害が重要な要因であり,この好酸球の活性化にはマスト細胞などから産生されるIL-5などのサイトカインが大きな役割を果たしている.この結果,気道粘膜の組織変化による気流閉塞の状態が持続し,その結果喘息は慢性・難治化する.この病理組織変化が前述の気道の「リモデリング (remodeling)」である (図7.6の右半参照).GINA (Grobal Initiative for Asthma,喘息管理の国際指針) 初版の中で「喘息の病理所見」として記載されており,「上皮細胞の脱落」「気管支平滑筋の肥厚」「血管新生」「上皮杯細胞の増生」「基底膜への間質コラーゲン沈着 (いわゆる「基底膜の肥厚」)」「粘膜下線の拡大」などの組織変化がこれに当たる[3].

d. 喘息の危険因子

　喘息の病態には,喘息の危険因子が複雑に影響している.危険因子は,大きく「個体因子」と「環境因子」の2つに分けられ,さらに「環境因子」は「発病因子」と「増悪因子」に分けられる.

　「個体因子」の中では遺伝的要因が最も重要であるが,喘息は単一の遺伝子異常によるものではなく,多種類の遺伝子による複合素因によることが明らかに

なっている．また，アレルギー性の機序とは別の自然免疫系の関与が話題であり，気道粘膜の防御機能との関与も指摘されてきている．「環境因子」は上に述べたように，発病因子と増悪因子に分類される．発病因子として最も重要なのは吸入アレルゲンであり，代表はチリダニやそれを含むハウスダストであるが，その他のネコ，イヌなどの動物由来のアレルゲン，ならびにアルテルナリアやアスペルギルスなどの真菌も重要である．その他の発病因子として，まずRSウィルスやライノウィルスの呼吸器感染があり，乳幼児喘息の発症機序として非常に重要である．もう1つ最近の喘息有病率の増加に寄与していると考えられるのが大気汚染であり，乳遊粒子状物質（SPM）やPM 2.5が話題となっている．

e. 喘息の診断と検査法

喘息の診断でまず重要なのは，問診による臨床症状の精査である．次は血液検査であり，中でも特に重要な項目は，白血球分画での好酸球あるいは好塩基球の増加，免疫グロブリンの1つである非特異的IgE値の上昇，ハウスダスト，ダニ，イヌやネコなどの動物由来抗原，真菌抗原に対する特異的IgE値の上昇などで，これらが診断の補助となる．プリックテストやスクラッチテストなどの皮膚テストも行われる．気管支喘息の診断においては特徴的で重要な2つの呼吸機能検査があり，1つは気道可逆性試験であり，もう1つは気道過敏性試験である．まず，気道可逆性試験では，1秒量（努力性肺活量のうち最初の1秒間に呼出できた量）を測定し，これを気管支拡張薬の吸入前後に行うことで喘息の診断が可能となる．気道過敏性試験では，アセチルコリンなどの気管支収縮薬による気管支の反応により喘息を診断する．

f. 喘息の日常管理

最も有効な日常の管理方法は，ピークフローの自己測定による管理法（ピークフロー管理）である．これは，スパイロメトリーによる呼吸機能のうちピークフローのみを携帯型の器具（ピークフローメーター）で1日2回測定して測定値を指定の日記に記入する方法である．患者はこの日記を定期的に診療に持参し，また異常値が現れたら自主的に外来を受診するというものである．医師はこれより喘息コントロールの良否を判断し，患者に指導を行う．すべての患者に有用というわけではないが重要な管理法である．

g. 喘息の重症度と治療

JGL2015においては，喘息の重症度を，未治療の臨床所見での重症度分類（軽症間歇型，軽症持続型，中等症持続型，重症持続型の4分類）を参考にして，現

表 7.1 現在の治療を考慮した喘息重症度の分類（成人）

混在の治療における患者の症状	現在の治療ステップ			
	治療ステップ1	治療ステップ2	治療ステップ3	治療ステップ4
コントロールされた状態[*1] ●症状を認めない ●夜間症状を認めない	軽症間欠型	軽症持続型	中等症持続型	重症持続型
軽症間欠型相当[*2] ●症状が週1回未満である ●症状は軽度で短い ●夜間症状は月に2回未満である	軽症間欠型	軽症持続型	中等症持続型	重症持続型
軽症持続型相当[*3] ●症状が週1回以上，しかし毎日ではない ●症状が月1回以上で日常生活や睡眠が妨げられる ●夜間症状が月2回以上ある	軽症持続型	中等症持続型	重症持続型	重症持続型
中等症持続型相当[*3] ●症状が毎日ある ●短時間作用性吸入 β_2 刺激薬がほとんど毎日必要である ●週1回以上，日常生活や睡眠が妨げられる ●夜間症状が週1回以上ある	中等症持続型	重症持続型	重症持続型	最重症持続型
重症持続型相当[*3] ●治療下でもしばしば増悪する ●症状が毎日ある ●日常生活が制限される ●夜間症状がしばしばある	重症持続型	重症持続型	重症持続型	最重症持続型

[*1]：コントロールされた状態が3〜6か月以上維持されていれば，治療のステップダウンを考慮する．
[*2]：各治療ステップにおける治療内容を強化する．
[*3]：治療のアドヒアランスを確認し，必要に応じ是正して治療をステップアップする．
JGL2015, p.141 より．

在の重症度と治療ステップ（後述）を組み合わせることで判定する．現在の治療を考慮した重症度分類を表7.1に示した．実際の臨床の場での治療はこの表に基づいて行われ，コントロールされた状態になるまで治療ステップを上げていくことになる．

今日の治療は，吸入ステロイド（ICS）の使用が基本となり，これに，長時間作用性 β_2 刺激薬（LABA），あるいはロイコトリエン受容体拮抗薬（LTRA）やテオフィリン徐放薬の内服を併用する．吸入ステロイドの増量や併用薬の増加により治療の段階（治療ステップ）が上昇する．ステップ4では，内服ステロイド

表 7.2　喘息治療ステップ

		治療ステップ1	治療ステップ2	治療ステップ3	治療ステップ4
長期管理薬	基本治療	吸入ステロイド薬（低用量）	吸入ステロイド薬（低〜中用量）	吸入ステロイド薬（中〜高用量）	吸入ステロイド薬（高用量）
		上記が使用できない場合は以下のいずれかを用いる	上記で不十分な場合に以下のいずれか1剤を併用	上記に下記のいずれか1剤、あるいは複数を併用	上記に下記の複数を併用
			LABA（配合剤使用可[*5]）	LABA（配合剤使用可[*5]）	LABA（配合剤使用可）
		LTRA	LTRA	LTRA	LTRA
		テオフィリン徐放製剤	テオフィリン徐放製剤	テオフィリン徐放製剤	テオフィリン徐放製剤
		※症状がまれなら必要なし		LAMA[*6]	LAMA[*6]
					抗IgE抗体[*2,7]
					経口ステロイド薬[*3,7]
	追加治療	LTRA以外の抗アレルギー薬[*1]	LTRA以外の抗アレルギー薬[*1]	LTRA以外の抗アレルギー薬[*1]	LTRA以外の抗アレルギー薬[*1]
発作治療[*4]		吸入SABA	吸入SABA[*5]	吸入SABA[*5]	吸入SABA

ICS：吸入ステロイド薬，LABA：長時間作用性 β_2 刺激薬，LAMA：長時間作用性抗コリン薬，LTRA：ロイコトリエン受容体拮抗薬，SABA：短時間作用性 β_2 刺激薬
*1：抗アレルギー薬は，メディエーター遊離抑制薬，ヒスタミン H_1 拮抗薬，トロンボキサン A_2 阻害薬，Th2サイトカイン阻害薬を指す．
*2：通年性吸入アレルゲンに対して陽性かつ血清総IgE値が 30〜1500 IU/mL の場合に適用となる．
*3：経口ステロイド薬は短期間の間欠的投与を原則とする．短期間の間欠投与でもコントロールが得られない場合は，必要最小量を維持量とする．
*4：軽度の発作までの対応を示し，それ以上の発作についてはガイドラインの「急性増悪（発作）への対応（成人）」の項を参照．
*5：ブデソニド/ホルモテロール配合剤で長期管理を行っている場合には，同剤を発作治療にも用いることができる．長期管理と発作治療を合わせて1日8吸入までとするが，一時的に1日合計12吸入まで増量可能である．ただし，1日8吸入を超える場合は速やかに医療機関を受診するよう患者に説明する．
*6：チオトロピウム臭化物水和物のソフトミスト製剤．
*7：LABA, LTRAなどをICSに加えてもコントロール不良の場合に用いる．
JGL2015, p.140 より．

の使用や，抗IgE抗体注射薬（ゾレア®）の使用を考慮する．JGL2015より，ステップ3から長時間作用性抗コリン薬（LAMA）が加えられた．JGL2015での治療ステップを表7.2に示す．

なお，喘息発作時には，まず，短時間作用性の吸入 β_2 刺激薬（SABA）を使用するが，症状の改善がみられなければ迅速に救急外来を受診して，ネブライザーや点滴治療などを行う．重症では酸素吸入をしながら入院とする．

h. 喘息の特殊型

①運動誘発喘息（EIA：exercise-induced asthma）

　喘息の患者の多く（小児患者はほとんど，成人患者の半数以上）は，運動後に一過性に喘鳴を伴う気管支収縮を生じ，これを運動誘発喘息と呼び，臨床症状のみを，運動誘発気管支攣縮（EIB：exercise-induced bronchoconstriction）と呼ぶこともある．比較的激しい運動の後数分で症状が始まり，30分から1時間内に収まるのが一般的である．運動の種類では，水泳が最も起きにくく，陸上競技，特に短距離走などで起きやすい．冬の冷たく乾いた空気の中の運動が最も起きやすい．EIA（EIB）の原因や病態は明らかでないが，冷気による気道粘膜の浸透圧が変化するためとの説がある．治療としては，吸入ステロイドを中心とする基本的治療を続けることが必要である．

②アスピリン喘息（AIA：aspirin-intolerant asthma）

　成人喘息の約2割の患者では，アスピリンを含む非ステロイド性抗炎症薬（NSAIDs：non-steroidal anti-inflammatory drugs）によって，喘息症状が誘発される．これは，NSAIDsに対するアレルギーではなく，NSAIDsの有する，プロスタグランジン合成酵素であるシクロオキシゲナーゼ（COX：cyclooxygenase），特にCOX-1に対する阻害作用によるとされている．小児ではまれであり，女性に多い．喘息症状以外に鼻症状が特徴で，特にアレルギー性鼻炎，鼻茸，嗅覚障害を伴う好酸球性副鼻腔炎の合併が多い[4]．近年は国際的に，AERD（aspirin-exacerbated respiratory disease）と呼ばれることが多い．

7.2.2 特殊な喘息関連呼吸器疾患について

a. アレルギー性気管支肺アスペルギルス症（ABPA）

　アレルギー性気管支肺アスペルギルス症（ABPA：allergic bronchopulmonary aspergillosis）は，アスペルギルス属の真菌（カビ）の感作により，特異的抗アスペルギルスIgE抗体が上昇して喘息を主体とするⅠ型アレルギー反応を生じるとともに，同時にIgG抗体が関与するⅢ型アレルギー反応による気道傷害で肺の浸潤影や中枢性気管支拡張症が生じるのが特徴である．アスペルギルス菌体に含まれるプロテアーゼなどのタンパク分解酵素は気道上皮を傷害し，真菌抗原の侵入が助長され症状が進行する．原因真菌はペニシリウムやカンジダなど他の真菌によることもあるため，アレルギー性気管支肺真菌症（ABPM：allergic bronchopulmonary mycosis）と総称されることもある．診断基準は1977年に

Rosenberg が示した基準[5] および Greenberger と Patterson の基準（1988）[6] などがある．

治療は，肺陰影や気管支拡張所見の乏しいものは経過観察とするが，肺や気管支の所見が出現したら進行を阻止するために全身ステロイドの内服を開始し，回復を確認しながら漸減する．抗真菌薬であるイトリコナゾールは，再度の増悪を予防するとされており，副作用に注意しながら長期使用も考慮すべきである．

b. 好酸球性多発血管炎性肉芽腫症（EGPA）

好酸球性多発血管炎性肉芽腫症（EGPA：eosinophilic granulomatosis with polyangitis）は，1951 年に，Jacob Churg と Lotte Strauss によって提唱された疾患である[7]．初期は Churg-Strauss syndrome（チャーグ・ストラウス症候群）と呼ばれていたが 2012 年に現在の疾患名となった．気管支喘息やアレルギー性鼻炎が先行した後に，白血球の一種である好酸球が増加し，さらには全身性の血管炎を発症し，肺浸潤や多発神経炎などの多彩な症状を呈する．何らかのアレルギー機序が推定されている．全身性の血管炎に伴い，血沈や CRP の上昇，および半数では MPO-ANCA と呼ばれる抗好中球抗体が陽性となる．血管炎としての抗好中球症状は，発熱や倦怠感，および多発性単神経炎による痺れなどの感覚障害である．鼻症状もほぼ必発で，鼻炎のみでなく，鼻茸や副鼻腔炎を生じる．治療は，主として副腎皮質ステロイドの内服であり，重症では免疫抑制剤の投与も行う．神経障害が持続するときは，高用量のガンマグロブリンの点滴も行われる．

〔庄司俊輔〕

文　献

1) 一般社団法人日本アレルギー学会喘息ガイドライン専門部会監修：喘息予防・管理ガイドライン 2015．協和企画，2015．
2) 厚生労働省：人口動態調査「平成 26 年人口動態統計月報年計（概数）の概況」(http://www.mhlw.go.jp/toukei/saikin/hw/jinkou/geppo/nengai14/index.html 厚生労働省ホームページ)
3) NHLBI/WHO workshop report：*Global Initiative for Asthma*. Global strategy for asthma management and prevention, National Institute of Health, Publication No. 95-3569, pp 2-3, 1995.
4) 谷口正美ほか：アスピリン不耐症の病態・診断・治療　呼吸，**31**, 209-218, 2012.
5) Rosenberg, M. *et al.*：Clinical and immunologic criteria for the diagnosis of allergic bronchopulmonary aspergillosis. *Ann. Intern. Med.*, **86**, 405-414, 1977.
6) Greenberger, P. A. and Patterson, R.：Allergic bronchopulmonary aspergillosis and the evaluation of the patient with asthma. *J. Allergy Clin. Immunol.*, **81**, 646-650, 1988.
7) Churg, J. and Strauss, L.：Allergic granulomatosis, allergic angitis and periarteritis nodosa. *Am. J. Pathol.*, **27**, 277-301, 1951.

7.3 過敏性肺炎および類似の非アレルギー性疾患の診断と治療

7.3.1 過敏性肺炎（HP）

過敏性肺炎（または過敏性肺臓炎，HP：hypersensitive pneumonitis）は，別名外因性アレルギー性肺胞隔炎（extrinsic allergic alveolitis）とも呼ばれ，肺の末梢にある肺胞や細気管支に，真菌，細菌，あるいは有機性の粉塵が到達しアレルギー反応による組織傷害を引き起こす疾患である．病理組織学的には，肺胞隔壁に非乾酪性の類上皮細胞肉芽腫がみられる．過敏性肺炎でのアレルギー反応は，IgE 抗体を介する I 型ではなく，血中の可溶性抗原と特異的 IgG 抗体の反応に起因する III 型が主であり，慢性期には IV 型も混在する．

歴史的には，20 世紀前半に職業に関する農夫肺（farmer's lung）として報告され，その後，伝書鳩による鳥飼病，エアコンによる空調病などが報告された．現在では我が国においては多くは屋内真菌（トリコスポロン・アサヒなど）による夏型過敏性肺炎として発症する．

HP は，抗原に感作された個人が，抗原に再曝露されることで発症する．症状により，急性，亜急性，慢性に分類される．急性 HP は，曝露後 4～8 時間で発熱，咳嗽（がいそう），呼吸困難などの症状が現れ，重症では消化器症状，体重減少なども生じるが，曝露がなくなれば，1～2 日で症状は軽快する．亜急性 HP では，低濃度の抗原曝露により，数日から数週間の間，呼吸困難や咳嗽，食思不振などの症状が続き，その後も寛解と再燃を繰り返すが，通常は 1 年を超えることはない．慢性 HP は，症状が数か月から数年にわたって持続し，進行すると間質性肺炎（肺線維症）に移行し，さらにこれに起因する右心不全や呼吸不全に陥る．

HP の診断にまず重要なのは画像診断である．胸部単純 X 線撮影は急性期や亜急性期では正常であることが多いが，胸部 CT では，異常所見がみられることが多く，すりガラス陰影（ground grass opacity），小葉中心性結節影，モザイク陰影などがみられる．慢性で進行性の場合は，半数の患者に蜂巣状陰影（honeycomb）がみられる．

病因およびそれに関連する抗原は非常に多岐にわたるが，病因の分類別に，代表的な抗原とそれに起因する疾患名を表 7.3 に示した[1]．前述のように，日本では夏型過敏性肺炎が圧倒的に多く，主要抗原はトリコスポロン（*Trichosporon cutaneum*）である．

治療としては，環境中の抗原が明らかであればまず抗原の除去を行う．急性や

表 7.3 過敏性肺臓炎の分類[1]

	病名	発症環境	原因抗原
職業性環境			**好熱性放線菌**
	農夫肺*	かびの生えた飼料	M. faeni, T. vulgaris, T. candidus
	砂糖キビ肺	砂糖キビ茎	T. sacchari, T. candidus, T. vulgaris
	マッシュルーム栽培者肺	かびの生えた堆肥	T. vulgaris, T. candidus, M. faeni
			真菌
	木工肺	かびの生えた木屑	Alternaria spp.
	麦芽肺症	かびの生えた麦芽	Aspergillus clavatus, A. fumigatus
	セコイア症	セコイアの木屑	Pullularia spp., Graphium spp.
	コルク肺症	かびの生えたコルク	Penicillium frequentans
	チーズ洗い人肺	チーズかび	Penicillium caseii, P. roqueforti
	とうがらし割り肺	パプリカ	Mucor stolonifer
	楓皮病	かびの生えた楓皮	Cryptostroma corticale
	タバコ栽培者肺	かびの生えたタバコの葉	Aspergillus sp.
	ナメコ栽培者肺	かびの生えた肥料	Aspergillus glaucus
	ビニールハウス栽培者肺	かびの生えた肥料	Aspergillus funigatus
	象嵌製造業者肺	まこも墨	Ustilago esculenta
	畳製造業者肺	かびの生えた畳	?
			動物性タンパク
	鳥飼病*	鳥糞	鳥類タンパク質
	下垂体粉末肺	下垂体粉末	牛・豚の乾燥した下垂体粉末
	実験動物飼育者肺	げっ歯動物尿	げっ歯動物尿タンパク
	麦ひき肺	小麦（昆虫寄生）	Sitophilus granarius
	毛皮商人肺	動物の毛	毛屑
	養蚕業者肺	養蚕，マユの選別	カイコの体成分
			化学物質
	エポキシ樹脂製造者肺	エポキシ樹脂	無水フタール酸
	磁器再生業者肺	塗料触媒	ジイソシアン酸トルエン（TDI）
	プラスチック製造者肺	無水トリメリ酸	無水トリメリ酸（TMA）
			その他の抗原
	コーヒー製造者肺	コーヒー豆	コーヒー豆屑
	洗剤製造者肺	洗剤	Bacillus subtilis 酵素
居住環境			**真菌・細菌**
	夏型過敏性肺臓炎*	かびた腐木，マット	Trichosporon asahi, Trichosporon mucoides
	空調病*	汚染された換気装置	T. candidus, Trichoferma viridae
	加湿器肺*	汚染された加湿器	Penicillium, Cephalosporium, T. Pulluraria spp.
	サウナ使用者肺	かびの生えた浴槽	
	わらぶき屋根病	葦，カヤ，ヤシの葉	Saccharomonospora viridis
	家族性過敏性肺炎	部屋壁のかびた木屑	Bacillus subtilis

*我が国でよくみられる過敏性肺炎．M=Micropolyspora, T.=Thermoactinomyces

亜急性の HP の治療には，全身性のステロイド（副腎皮質ホルモン）の点滴投与および内服が行われる．

7.3.2 類似の非アレルギー性肺疾患
a. サルコイドーシス

HP はアレルギー性の機序により肺の間質に肉芽腫が形成される疾患であるが，非アレルギー性（あるいは原因不明の）機序により，非乾酪性肉芽腫が形成される間質性肺疾患もあり，その代表はサルコイドーシス（sarcoidosis）である．サルコイドーシスは，原因不明の全身性疾患であり，肉芽腫は，肺のみならず，眼，心，神経，皮膚，腎，リンパ節など多臓器に形成される．呼吸器病変としては，健診などで胸部 X 線上の両側肺門リンパ節腫脹（BHL：bilateral hilar lymphadenopathy）として発見されることが多いが，この時期には肺野に異常がないのが一般的である．しかし，進行すると次第にびまん性の粒状影や斑状影が上肺野優位にみられ，さらに進行すると線維化病変をきたす．診断は，気管支鏡あるいは胸腔鏡による肺生検で非乾酪性類上皮細胞肉芽腫を認めれば確実であるが，補助診断として，血清でのアンジオテンシン変換酵素（ACE：angiotensin-converting enzyme）の上昇，ツベルクリン反応陰性，気管支肺胞洗浄液検査でのリンパ球増加と CD4/CD8 比の上昇，ガリウムシンチグラムでの集積所見などがあげられる[2]．

無症状あるいは BHL のみの場合には経過観察のみで治療を要しないことが多い．しかし，呼吸器病変で肺の線維化が進行する場合，および，日常生活に支障をきたし（眼症状その他），さらには生命予後が左右される臓器障害（中枢神経病変，心病変，腎病変など）が進行する場合には，全身性ステロイドの投与および各種免疫抑制剤の併用などが行われる．

b. その他の間質性肺疾患

過敏性肺炎に類似した間質性肺疾患には多くの疾患が含まれるが，中でも胸部 X 線上で両側にびまん性の陰影を生じる間質性肺炎は重要である．間質性肺炎には，膠原病に起因する膠原病肺，じん肺に代表される職業性間質性肺炎，薬剤により 2 次的に生じる薬剤性間質性肺炎などがあるが，原因不明で急激な進行で時として生命予後を危うくする可能性のある特発性間質性肺炎（IIPs：idiopathic interstitial pneumonia）は特に重要である．IIPs の中でも約 50％を占める特発性肺線維症（IPF：idiopathic pulmonary fibrosis）は，慢性かつ進行性の経過をたどり，高度の線維化をきたす予後不良の疾患である．確定診断は病理組織検査が主体となるが，CT による画像診断および KL-6, SP-A, SP-D などの血清学的検査，さらには，呼吸機能検査での拘束性所見や D_{Lco} の低下 HRCT 所見も診

断の助けになる．IPF に関しての有効な治療法は乏しいのが現状であるが，線維化抑制薬（ピルフェニドンとニンテダニブ）が注目されている． 〔庄司俊輔〕

文　献

1) 安藤正幸：注目される間質性肺疾患と治療の実際 2. 過敏性肺臓炎．日本内科学会雑誌，**83**(5)，59-65，1994．
2) 日本サルコイドーシス/肉芽腫性疾患学会ホームページ：サルコイドーシスの診断基準と治療方針（http://www.jssog.com/www/top/shindan/shindankijyun.html）

8 鼻のアレルギー

8.1 通年性アレルギー性鼻炎の診断と治療

アレルギー性鼻炎はアレルギー性結膜炎と同じく，I型アレルギーの典型的な疾患である．治癒が難しい代わりに，重症化しても QOL の低下を生じるのみだが，生活に支障をきたす罹患人口の多い疾患である．アレルギー性鼻炎の診断に最も重要なのは問診であり，症状を正確に把握することが必要である．原因物質は日本では通年性はダニ，花粉症ではスギ花粉が最も多く，特異的 IgE 陽性率が高まっている[1]（図 8.1）．

8.1.1 検　査

アレルギー性鼻炎のための検査には大きく分けると 2 種類ある．①アレルギー性鼻炎であることの証明のための検査と，②抗原が何であるか判断するための検査である．①の検査は血液好酸球数，鼻汁好酸球数，血清総 IgE 検査であり，②には皮内テスト，プリックテスト，スクラッチテストなどの皮膚テスト，血清特異的 IgE 検査（RAST, CAP-RAST, MAST, alaSTAT など），抗原誘発テスト

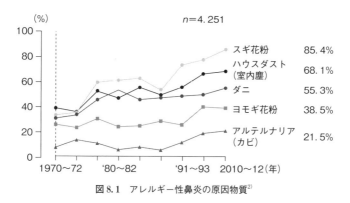

図 8.1　アレルギー性鼻炎の原因物質[2]

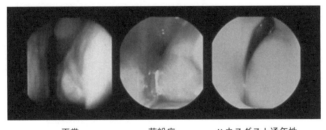

　　　　正常　　　　　　花粉症　　　ハウスダスト通年性
　　　　　　　　　　　　　　　　　　アレルギー性鼻炎

図8.2　鼻粘膜

がある.

a. 一般外来での検査

①**鼻鏡検査**：　前鼻鏡，後鼻鏡で鼻内を観察するが，これは耳鼻咽喉科医がアレルギー性鼻炎を診断するうえで基本的な手段であり，必須なものである．現在は他科でも図8.2のように内視鏡などを用いてそれぞれの病態の鼻粘膜を観察することが可能である．下鼻甲介粘膜はアレルギー性鼻炎のうち約80%は蒼白で，スギ花粉症の季節中，カンジダアレルギーでは発赤している事も多い．

②**血液好酸球数**：　血液好酸球数のパーセンテージは5%以内が正常値であるが，アレルギー疾患の場合増加する．その増加の程度は喘息，アトピー性皮膚炎で著明であるが，アレルギー性鼻炎，アレルギー性結膜炎では顕著ではなく，増加する例でも約30%にとどまる．特に花粉症の場合には正常値であることが多い．

③**鼻汁中好酸球**：　好酸球は前述の血液でも同じであるが，アレルギー反応の中での遊走細胞として重要である．なぜ，好酸球が増加し，鼻汁中にも遊走するかについての正確な答えは見つかっていない．

④**血清総IgE検査**：　血清総IgEはCAP IgE RIA（ラジオイムノアッセイ）が多く行われている．正常値は250 IU/ml以下であるが，通年性アレルギー性鼻炎の場合，約70%が上昇する．花粉症の場合には正常なことが多い．

⑤**抗原特異的IgE検査**：　CAP-RAST, SIST, AlaSTAT, FAST, LUMIWARD (LMD), MAST, QAS (quidel allergy screen) など多くの測定検査法がある．後の2つは同時多項目測定法であり，スクリーニングとして用いる[3]．

b. アレルギー外来での検査

①**皮膚テスト**：　皮膚テストの種類には皮内テスト，プリックテスト，スクラッ

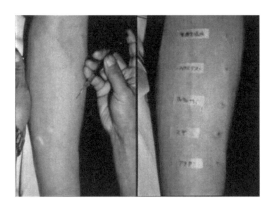

図 8.3　皮内テスト

チテストがあるが感度は皮内テストが最も高く，検者による陽性率の差も少ない（図 8.3）．皮内テストは準備が煩雑であるが，プリックテスト，スクラッチテストは簡易であり，忙しい診療所などでの検査に適している．どの検査も皮膚の清拭をするが，できる限り非特異的皮膚反応の生じるアルコールは避け，ヒビテン綿で消毒するとよい[2]．

②**抗原誘発テスト**：　両側の下鼻甲介粘膜上に抗原誘発ディスクを置き，5分間観察し，くしゃみ回数，鼻汁増加，鼻粘膜の腫脹度をみる．鼻粘膜はアレルギー性鼻炎の場合腫脹していることが多いため，誘発による腫脹の判定はその変化の割合で検討する．

8.1.3　診　断

診断は鼻汁中好酸球検査，皮膚反応テスト（または抗原特異的 IgE），鼻誘発テストいずれか 2 項目以上陽性であることが必要である．鑑別診断には感染性鼻炎（風邪），血管運動性鼻炎，好酸球増多性鼻炎，肥厚性鼻炎（特に血管収縮薬などによる薬剤性鼻炎），アスピリン過敏症などを考える．上記のアレルギー検査，鼻鏡での鼻粘膜の視診が必要である．最終的に問診，視診，アレルギー検査を総合的に判断する．WHO のスポンサードのガイドラインであるアレルギー性鼻炎とその喘息への影響（Allergic Rhinitis and its Impact of Asthma：ARIA）では診断基準は少なく，総合的診断とされ，その重症度の決定方法も異なる[4]（図 8.4）．

8.1.4 治療

a. アレルゲン免疫療法の実際

アレルゲン免疫療法は原因抗原エキスを皮膚反応閾値あるいはその10倍希釈濃度から皮下注射し，徐々に増量していく方法が一般的である．1週間に1～2回行い，皮膚反応強度により維持量を決定している．入院で行われる急速減感作療法は維持量までの期間が短縮される．副作用としてアナフィラキシーショックの可能性があり，施行に関しては注意が必要である．近年導入された舌下免疫療法でのアナフィラキシーの可能性は低い．

b. 手術的治療法の実際

主として鼻閉の改善に手術的治療法が施行され，下鼻甲介粘膜切除術と粘膜凝固術に分けられる．Vidian手術（後鼻神経切断術）だけは鼻汁の減少を目的として行われる．粘膜切除術は広範下鼻甲介粘膜切除術や粘膜下下鼻甲介骨切除術などがあり，入院を要するが治療効果は粘膜凝固術より高い．しかし現在広く行われているのは粘膜凝固術で，用いるのはレーザー，電気凝固，化学剤（トリクロル酢酸），超音波，アルゴンプラズマ，コブレーターなど多くの種類があり，日帰り手術として行われている．

c. 一般的な薬物療法

通常の花粉症診療では薬物療法が最も一般的なので簡単に処方例を紹介する．

【くしゃみ・鼻汁型症状への対処】

軽症：　第一世代の抗ヒスタミン薬の頓用を行う．

中等症：　第二世代抗ヒスタミン薬あるいはケミカルメディエーター遊離抑制

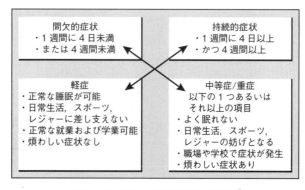

図8.4　アレルギー性鼻炎の分類（ARIA）[4]

8.1 通年性アレルギー性鼻炎の診断と治療

薬を中心とする.

重症: 第二世代抗ヒスタミン薬あるいはケミカルメディエーター遊離抑制薬に加え,鼻噴霧用ステロイド薬を用いる.

【鼻閉型あるいは鼻閉を中心とする充全型への対処】

軽症: 無治療か局所血管収縮薬の頓用(回数は制限)などを行う.

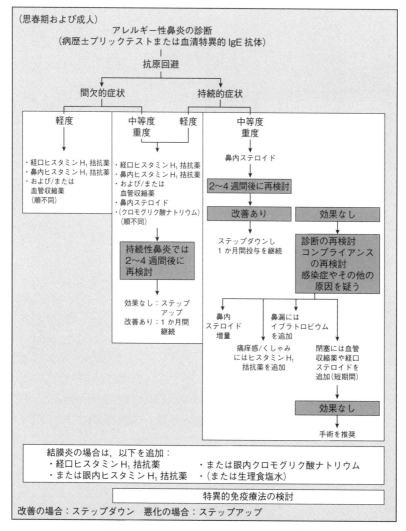

図 8.5 治療への段階的なアプローチ(ARIA)[4]

中等症： ケミカルメディエーター遊離抑制薬，ロイコトリエン受容体拮抗薬，プロスタグランジン D_2 トロンボキサン A_2 受容体拮抗薬，（あるいは第二世代抗ヒスタミン薬），局所ステロイド薬のどれかを選択する．あるいは経口薬と局所用薬（ステロイド薬あるいは血管収縮薬）を併用する．

重症： ケミカルメディエーター遊離抑制薬，ロイコトリエン受容体拮抗薬，プロスタグランジン D_2 トロンボキサン A_2 受容体拮抗薬，（あるいは第二世代抗ヒスタミン薬）のどれかに加え鼻噴霧用ステロイド薬を併用する．局所血管収縮薬の頓用はやむを得ない．またこれで効果がない場合は手術的治療法（各種粘膜凝固法あるいは下鼻甲介粘膜切除術）を選択する．

d． 治療の目安

アレルギー治療すべては治療する主治医の裁量の範囲であり，保健医療に則り自由に組み合わせて治療すべきである．さらにはアレルギー専門外来における抗原回避，免疫療法，手術的治療法と組み合わせれば，QOLの向上に結びつくと考える．最後に参考となるARIAにおける診断のフローチャートを記載する（図8.5）．

8.1.5 非アレルギー性鼻炎

血管運動性（本態性）鼻炎，好酸球増多性鼻炎，慢性鼻炎などがある．鼻症状である鼻漏（鼻汁）・鼻閉はくしゃみと同じく風邪症候群（単純性鼻炎）や花粉症を含むアレルギー性鼻炎に必発する日常臨床上，一般的な症状であるが，疾患が異なっていても同様の症状が出現するため，その生じうるメカニズムは異なっている．鼻漏の分泌様式，分泌物の性状・量，鼻閉の持続時間など様々で，一般診療の上での情報（問診）が診断に近づく根本になっている．通年性の場合，診断を注意深く行い，鑑別診断が重要となる．

8.2 各種花粉症の診断と治療・予防・花粉情報について

8.2.1 疫 学

2008年のスギ花粉症患者人口は日本全体の26.5%で，10年前の1998年が16.2%であり，ここ10年で10%以上も増加している[5]．明らかに抗原である飛散するスギ花粉量が増加していることが原因であるが，実際には他のアレルギー疾患の増加と同様に生活様式や環境の変化，感染機会の減少なども原因と考えら

れ，一元的ではない．

8.2.2 花粉症の症状

　花粉症はアレルギー性鼻炎とアレルギー性結膜炎を主とする抗原であるⅠ型アレルギーの典型的な疾患である．皮膚のアレルギー症状や全身症状なども出現する．症状は多様であり，くしゃみ，鼻汁，鼻閉，目のかゆみ，目の周りや結膜の発赤，流涙，襟足や顔面の赤み，かゆみ，腫れなどの皮膚症状，頭痛，微熱，倦怠感などの全身症状などが生じる．特に鼻や目の症状は多かれ少なかれ必発である．近年注目されている合併症に口腔アレルギー症候群（OAS：oral allergy syndrome，果実野菜過敏症）がある．花粉症のおよそ10％に合併し，リンゴ，モモ，サクランボ，イチジク，キウイ，メロン，パイナップル，トマトなどが抗原として報告されている．その原因は花粉抗原と果実・野菜の共通抗原性により生じている．

8.2.3 診断基準

　アレルギー性鼻炎と同様である．確定診断はまず花粉飛散季節に花粉症特有の症状である鼻のかゆみ，くしゃみ，鼻汁，鼻閉，目のかゆみ，流涙などの症状を複数もつことが必須である．この症状に加え，鼻汁好酸球検査，皮膚テストや特異的IgEの検査で確定診断ができる[6]．

8.2.4 発症季節

　日本で最も多いスギは2月〜4月，ヒノキは4〜5月，カモガヤ，オオアワガエリなどのイネ科は6〜10月，ブタクサ，ヨモギなどのキク科は8〜10月，北海道ではカバノキ科のシラカンバが4月〜5月，オオバヤシャブシなどのハンノキ属は関西に多く2〜3月に飛散する．

8.2.5 花粉情報

　日本では多くのスギ飛散花粉数の発表は落下法により，経年的に発表されている．各地区におけるその数の年次変動はおおよそ同じような形をとるが，スギ・ヒノキが最も多いのはどの年においても関東，東海，近畿地方の一部である．現在その飛散量の発表は，「多い」「やや多い」「少ない」などの花粉の飛散数予測であったり，今日は30個/1 cm^{2}花粉が飛んだなどである．もちろんその症状は

外出している時間にもよるし，休日と仕事のある日では異なる．またその外出時間も問題となる可能性もあり評価が難しい．

8.2.6 花粉症の予防

花粉症の症状発現の予防として抗原回避は重要であり，3次予防に該当する．3次予防としては①花粉情報に注意する，また飛散の多いときは②外出を控える，③窓や戸を閉めておく，④外出時マスク，メガネを使う，⑤帰宅したら洗顔，うがいをし，鼻をかむ．以上のような抗原回避の注意が患者管理・指導に重要である．

8.2.7 花粉症の治療

花粉症患者の訴えを聞き，症状にみあった治療方法を選択する．治療の基本は患者指導にある．治療法には①抗原回避・除去，②経口薬，点鼻薬，点眼薬の薬物療法，③舌下免疫療法を含むアレルゲン免疫療法，④レーザー手術などの手術療法があげられる．それぞれの薬物療法の使用方法は通年性アレルギー性鼻炎（8.1節）と同じである．

8.2.8 花粉症のアレルギー治療薬による初期治療

花粉症で重症の場合は花粉飛散の最盛期（東京では3月第2週目，4月第1週目）には経口ステロイド薬を，1～2週間を目安として使用し，症状を緩和させる．

患者の病型を問わず，花粉飛散開始（予測された）2週間前より経口薬（抗ヒスタミン薬，ケミカルメディエーター遊離抑制薬，抗ロイコトリエン薬など）の投与を行うと季節初期の症状がよく抑えられることが二重盲検による試験で確認されている．花粉症に対する初期治療（季節前投与法，予防投与法）が確立されている．

8.2.9 抗原特異的免疫療法

使用方法は通年性アレルギー性鼻炎（8.1節）と同じであるが，すでにスギ花粉症においては舌下免疫療法が施行され始めている．舌下投与は，初回投与以外は患者自身が自宅で行うため，皮下投与と異なり受診回数が大幅に減少する．治療法が簡便であることは患者にとって大きなメリットであるが，皮下投与と比べればリスクは少ないがアナフィラキシーのおそれもあることから実施の際には事前に治療上の注意を十分に説明し，それをしっかり理解しているかどうかの確認

表8.1 アレルゲン免疫療法の特徴

	皮下免疫療法	舌下免疫療法
投与経路	皮下注射	舌下
投与場所・タイミング	医療機関通院時に医師の監督下	自宅で毎日（初回投与のみ医師の監督下）
痛み	あり	なし
全身性の副作用のリスク（アナフィラキシー）	あり	皮下免疫療法より少ない可能性
治療に対する患者の理解	必要	皮下免疫療法より詳しく必要
通院回数	増量期：1～2回/W 維持期：最初の数回 1回/2W その後 1回/4W	1回/4W （薬価収載後1年間は投与制限のため1回/2W）
医師の監督下の観察	投与後毎回30分	初回投与後のみ30分
維持量	患者ごとに変更可	変更不可
複数アレルゲンによる治療	可能	方法が未確立

が不可欠である（表8.1）．なお，舌下投与による主な副作用としては，投与部位である口腔内のかゆみや腫脹，咽頭刺激感などの口腔内症状があげられ，症状に応じて，治療継続の可否，休薬など慎重な判断が求められる．

8.3 スギ花粉症対策としての各省庁の施策の現状と将来像

花粉症を含むアレルギー性鼻炎などのアレルギー疾患は，患者数こそ多いものの，喘息以外は，非致死的疾患である．そのため，あと10年もすると花粉症を含むアレルギー性鼻炎治療の現場は大きく変わることが考えられている．

省庁からの施策としては厚生労働省は薬品開発やスイッチOTC（over the counter）への後押し，そしてアレルギー基本法が制定されたことを受けて，アレルギー克服への研究協力を行っている．また環境省や林野庁はスギ花粉飛散予想やスギ花粉が飛散しないスギの木への植林政策の移行などを行いつつある．

花粉症の基礎知識を充実させ，十分にインフォームドコンセントを行い，複合的な薬物治療，抗原特異的免疫療法，手術療法などの可能性を追求し診療を行っていけば花粉症患者の満足度は向上するであろう．　　　　　　　〔大久保公裕〕

文　献

1) 鼻アレルギー診療ガイドライン作成委員会：第3章アレルギー性鼻炎発症のメカニズム．鼻アレルギー治療ガイドライン―通年性鼻炎と花粉症―(改訂第6版), pp.14-16, ライフサイエンスメディカ, 2009.

2) 大久保公裕：やさしいアレルギー性鼻炎の自己管理（改訂版），医薬ジャーナル社，2013.
3) 鼻アレルギー診療ガイドライン作成委員会：第4章検査・診断法．鼻アレルギー治療ガイドライン－通年性鼻炎と花粉症－(改訂第6版), pp.18-31, ライフサイエンスメディカ, 2009.
4) ARIA workshop report：Allergic rhinitis and its impact on asthma. *J. Allergy Clin. Immunol.*, **108**, S150-S152, 2001.
5) 馬場廣太郎・中江公裕：鼻アレルギーの全国疫学調査2008（1998年との比較）－耳鼻咽喉科医およびその家族を対象として－．*Progress in Medicine*, **28**, 2001-2012, 2008.
6) 鼻アレルギー診療ガイドライン作成委員会（大久保公裕ほか）：鼻アレルギー治療ガイドライン－通年性鼻炎と花粉症－2013年度版（改訂第7版），ライフサイエンスメディカ，2012.

9 眼のアレルギー

9.1 アレルギー性結膜炎および類似の非アレルギー疾患の診断と治療・予防

9.1.1 アレルギー性結膜炎の症状―眼のかゆみ―

結膜とは，瞼(まぶた)の裏から眼球表面を覆う光沢のある透明な粘膜であり，結膜に炎症が起こると，目が赤くなる（充血），目やに（眼脂）などの症状を自覚する．アレルギー性結膜炎の症状の特徴は，目のかゆみ（眼搔痒感）であり，そのほかに，なみだ目（流涙），ごろごろする（異物感），白目が腫れる（球結膜浮腫）などの症状を伴う．眼科領域では，Ⅰ型アレルギー反応によって起こる結膜の炎症性疾患をアレルギー性結膜疾患[1]と総称し，臨床像の違いにより，アレルギー性結膜炎（季節性，通年性），アトピー性角結膜炎，春季カタル，巨大乳頭結膜炎に病型分類している．患者数が多いのは，花粉症（季節性アレルギー性結膜炎）であり，角膜障害を伴い重症化するのは，春季カタルやアトピー性角結膜炎である．

9.1.2 結膜炎の鑑別診断―感染性結膜炎―

細菌とアレルギーの鑑別診断には，眼脂や結膜擦過物を用いた検査が必要だが，特に小児では検体採取が難しく，臨床診断で治療を開始する場合も少なくない．細菌による急性結膜炎は粘液膿性の眼脂，結膜充血を呈する．原因菌と発症年齢には傾向があり，乳幼児では，インフルエンザ菌などのグラム陰性桿菌，学童期ではグラム陽性球菌の肺炎球菌がみられる．年齢とともに，黄色ブドウ球菌による結膜炎が増える．グラム陰性双球菌である淋菌は，性感染症として青壮年および感染母体からの産道感染として新生児に発症する．

感染力の強いアデノウイルスによる結膜炎は家庭内や学校，職場で感染が広がる危険があり，注意が必要である．流行性角結膜炎は，耳前リンパ節腫脹を伴う両眼性の急性濾胞性結膜炎を特徴とする．約１週間の潜伏期の後，片眼に結膜炎が発症し，数日遅れて他眼に発症する．症状は，細菌性結膜炎に比べ重症で，激

しい充血，大量の涙のような水様の眼脂，流涙，眼瞼腫脹などがみられる．圧痛を伴う耳前リンパ節腫脹は，ウイルス以外を原因とする結膜炎との鑑別点になる．結膜擦過物を用いた迅速診断が可能であるが，時に偽陰性となるといった問題が残る．臨床で使えるアデノウイルスに対する抗ウイルス薬はまだないため，感染予防と消炎を目的に点眼治療を行う．

9.1.3　アレルギー性結膜炎の診断

　アレルギー性結膜炎の診断は，臨床症状の確認，Ⅰ型アレルギー反応が実際に眼局所（結膜）で起きていること，全身的なアレルギー素因を調べることで行う．結膜上皮や眼脂中には，通常，好酸球は存在しないことから，スメア中に好酸球が認められれば確定診断となる．最近では，涙液中総IgEをイムノクロマト法による迅速検査キット（アレルウォッチ涙液IgE）で簡便に測定できるようになってきた[2]．小型のイムノクロマトストリップの片側に涙液採取用の濾紙がついており，結膜嚢に挿入し直接涙液を採取する．涙液採取時間は3分程度で保険適用の検査である．健常人では陰性となり，特異度が高い検査法である．

9.1.4　アレルギー性結膜炎の治療－スギ花粉症の治療の実際－

　アレルギー性結膜炎では，Ⅰ型アレルギー反応の即時相による炎症，すなわち，マスト細胞の脱顆粒によって結膜局所に遊出したヒスタミンなどのメディエーターが血管や神経に作用し，かゆみや充血の症状を引き起こす．治療の第一選択は効果と安全性の点から抗アレルギー点眼薬である．抗アレルギー点眼薬（表9.1）は薬剤そのものが内服薬として用いられてきたものであるが，点眼薬は内服薬に比べ眠気などの全身に対する副作用が少なく，小児用に特化したものはないが，小児でも安全に用いることができる．

　スギ花粉症では抗アレルギー点眼薬による初期療法，すなわち，スギ花粉飛散初期の症状がないか，あってもごく軽度の時期から治療を開始する治療法により，花粉飛散ピーク時の症状の軽減が期待できる[3,4]．少量の花粉飛散は，花粉飛散開始日前から始まっており，感受性の高い患者や，大量飛散が予測される年には積極的に行いたい方法である．

　花粉飛散期には，抗アレルギー点眼薬で治療を継続し，花粉飛散ピーク時で症状が治まらなければ，ステロイド点眼薬を併用する．花粉症の鼻症状に対しては鼻噴霧用ステロイド薬の使用が推奨されているが，結膜炎に対しては，ステロイ

表9.1 抗アレルギー点眼薬

	薬剤名	商品名	点眼回数	抗ヒスタミン作用
メディエーター遊離抑制薬	クロモグリク酸ナトリウム	インタール®	1日4回	−
	アンレキサノクス	エリックス®	1日4回	−
	ペミロラストカリウム	アレギサール® ペミラストン®	1日2回	−
	トラニラスト	リザベン® トラメラス®	1日4回	−
	イブジラスト	ケタス®	1日4回	−
	アシタザノラスト水和物	ゼペリン®	1日4回	−
ヒスタミンH₁拮抗薬	ケトチフェンフマル酸塩	ザジテン®	1日4回	+
	レボカバスチン塩酸塩	リボスチン®	1日4回	+
	オロパタジン塩酸塩	パタノール®	1日4回	+
	エピナスチン塩酸塩	アレジオン®	1日4回	+

ド点眼薬による眼圧上昇という副作用を考慮し，必要最小限に用いている点が異なる．

9.1.5 ステロイド点眼薬の副作用－眼圧上昇－

重症例に用いられるステロイド点眼薬は，漫然と点眼を続けると眼圧上昇をおこし，緑内障に至る危険な副作用を起こすことがある．眼圧上昇は量依存的であり，全身投与よりも点眼薬や眼軟膏などの局所投与で起こりやすい．自覚症状を伴わないため，眼圧を測定しなければこの副作用は見過ごされてしまう危険がある．また，ステロイド点眼薬による眼圧上昇は特に小児で頻度が高い．ステロイド点眼中は眼圧，視野，眼底検査を行える眼科への定期的な通院を行い，眼圧上昇，緑内障の早期発見に努める必要がある．

9.1.6 春季カタルの臨床像

春季カタルはアトピー体質の学童，特に男児に好発し，上眼瞼の裏の結膜に直径1mm以上の巨大な隆起（石垣状乳頭増殖）や角膜周囲の結膜に堤防状隆起を呈することを特徴とする．激しいかゆみを伴うが，結膜から遊走してきた活性化好酸球やその顆粒タンパクにより角膜障害を伴うと，異物感，眼痛，羞明(しゅうめい)（まぶしさ）のため，目が開けられず，視力低下をきたし，登校できないこともある．発症には通年性のアレルゲンが関与している．スギ花粉の大量飛散の年に春季カ

タルの初診患者が増加し，例年に比べ重症化することから考え，スギ花粉の影響も少なからずあることが推測される．

9.1.7 春季カタルの薬物療法

今まで春季カタルの治療には，眼圧上昇の副作用を気にしながら高濃度ステロイド点眼薬が用いられてきたが，最近，春季カタルの治療薬として2種類の免疫抑制点眼薬（カルシニューリン阻害薬）が保険適用となった．重症度に応じ，抗アレルギー点眼薬，免疫抑制点眼薬，ステロイド点眼薬を併用するが，免疫抑制点眼薬の継続は寛解維持にも有用である．

0.1%シクロスポリン点眼薬（パピロック®ミニ点眼液0.1%）は，防腐剤を含まない1回使い捨て容器に入った水性点眼薬で1回1本，1日3回点眼する．0.1%タクロリムス点眼薬（タリムス®点眼液）は，懸濁点眼薬で1日2回の用法となっている．0.1%シクロスポリン点眼薬は高濃度ステロイド点眼薬に比較し，効果の発現は緩徐だが，ステロイド点眼薬との併用で1か月後には重症の角結膜所見が改善し，ステロイド点眼薬併用例でもステロイド点眼薬の離脱が可能となっている[5]．タクロリムスは，アトピー性皮膚炎の治療にタクロリムス軟膏（プロトピック®軟膏）が用いられており，その効果，安全性は明らかである．0.1%タクロリムス点眼薬は，春季カタル，アトピー性角結膜炎に対し，投与1週間後には有意な症状の改善が得られ，ステロイド抵抗性の重症例に対しても治療効果が得られている[6]．

両点眼薬とも全身への影響はほとんどない．シクロスポリンは高分子であり，点眼薬は眼内へほとんど浸透しない．また，タクロリムス点眼薬使用中の血中濃度は，検出限界以下の症例がほとんどであり，測定できた症例でも，全身へ影響しない程度の低濃度であった[7]．投与中，まれに感染性角結膜炎がみられる．

9.1.8 アトピー性眼瞼炎の治療—ステロイド外用薬の安全な使用法—

春季カタルやアトピー性角結膜炎では，眼瞼炎の重症度が角結膜所見に影響を及ぼすことから，角結膜炎の治療とともに眼瞼炎の治療を行う必要がある．治療の基本は，ステロイドの外用薬であるが，眼瞼縁に塗布する場合は，眼軟膏を用いる．ステロイド外用薬の臨床効果のランクでは，眼軟膏の位置づけは低いが，顔面，特に眼周囲は皮膚が薄く，ステロイドの浸透性が他部位の皮膚より良好なので，眼軟膏でも効果は期待できる．ただし，眼軟膏の中には，抗菌薬のフラジ

オマイシンを含有したものがある．フラジオマイシンは，接触皮膚炎を起こす頻度の高い抗菌薬であるため，安全性を考えると，抗菌薬の含有されていないステロイド眼軟膏の使用を推奨している．ステロイド眼軟膏でも大量に塗布すれば，眼表面に残留し，眼圧上昇などの副作用を起こさないとも限らない．そこで，必要最小限の眼軟膏の塗り方としては，人差し指の先に眼軟膏をのせ，親指でのばし，ごく少量を炎症のある部分にうっすらと塗る，という方法を勧めている．

9.2　自己管理のポイント―環境整備と治療・管理の心構え―

　アレルギー性結膜炎は，アレルゲンとなる花粉やハウスダストなどの環境中に飛散するアレルゲンが眼表面の涙液中に入ることで引き起こされるため，アレルゲンを回避するためのセルフケアは発症予防，症状の緩和に役立つ．花粉症では花粉飛散量が増える風の強い晴れた日の外出を控え，外出時の眼鏡装用，帰宅時の洗眼を勧めている．

9.2.1　洗　眼

　眼表面のアレルゲンを洗い流し，眼脂中の好酸球やその顆粒タンパクを除去するために，人工涙液による洗眼をセルフケアとして推奨している．目的は洗眼であり，頻回に行うほうがよい．頻回点眼では，通常点眼薬に含有される防腐剤による角膜上皮障害が問題となるため，市販されている防腐剤無添加の人工涙液での頻回点眼を勧めている．使いきりタイプの防腐剤無添加の人工涙液は，残液の汚染の心配がなく，より安全に使用できる．1本で5〜6滴は点眼できるので，両眼が充分洗眼できる．また，人工涙液を冷蔵庫で冷やして点眼すると症状が緩和されることがある．抗アレルギー点眼薬の点眼後に洗眼を行う場合は，治療薬を洗い流してしまわないように，人工涙液は5分以上たってから点眼するように指導している．

　市販されているカップ式の洗浄器具は，眼周囲の皮膚の汚れや皮膚に付着したアレルゲンをかえって眼表面に接触させることになり，洗浄器具としては，勧められない．また，洗浄液中には点眼薬より高濃度の添加物や防腐剤が含まれている場合が多く，眼表面に対する安全性の点からも好ましくない．

9.2.2 眼鏡（花粉防止用眼鏡）

アレルゲンの飛散時期には，ゴーグル型の眼鏡の使用が有用である．花粉防止用としてプラスチックの覆いがサイドパネルとして一体化した眼鏡が販売されている．顔にフィットさせるために，つるの角度や長さを調節できるように工夫されたものもある．ゴーグル型に抵抗がある場合，普段使用している眼鏡のみでも，眼表面に飛び込む花粉量は減少させることが可能である．

9.2.3 コンタクトレンズ装用の注意点

花粉症の時期でもコンタクトレンズ（以下，CL）装用を継続したいという要望は多いが，眼掻痒感が強く，充血，眼脂などのアレルギー性結膜炎の症状が明らかな時期にはCLの装用を中止し，アレルギー性結膜炎の治療を優先することが原則である．この時期にはレンズに付着した眼脂などの汚れで結膜炎を悪化させる可能性が高く，また，CLを眼鏡に替えることは抗原回避の点からも有用である．症状が改善すればCL装用は可能だが，その場合，1日使い捨てタイプのCLを選択する．原則として，CL装用前後で抗アレルギー点眼薬を点眼し，CL装用時には，防腐剤無添加人工涙液で洗眼しながら使用することを推奨する．CL上からの抗アレルギー点眼を推奨しない理由として，点眼薬に含有される防腐剤のCLへの付着，CL素材と点眼薬の相性によってはまれにCLの変形等が起こるなどがあげられる．この時期のCL装用の可否，治療薬の選択は，自己判断せずに，CLの処方や定期検査でかかりつけの眼科医とよく相談して決めることが大切である．

9.2.4 学校行事－プール・屋外活動の注意点－

春季カタルは学童期に発症し，悪化する頻度が高い．そのため，プールや遠足など学童期でなければ体験できない学校行事を病気のために参加できない，また，参加させていない現状がある．重症な春季カタルの場合でも症状が寛解し，角膜障害が少なく，普通に目が開いていられる状態であれば，プールに入るのは可能と思われる．ただし，その場合，プールに消毒薬として入っている塩素から粘膜を保護するためには，ゴーグルをつけることを勧めている．プールからあがったら水道水で洗顔し，その後，防腐剤無添加人工涙液での洗眼を行う．水道水にも低濃度塩素が含有されており，目の表面の粘膜の保護の観点からは，プールサイドに設置されている噴水式の洗眼用器具による洗眼は好ましくない．

通年性アレルギー性結膜炎や春季カタルの場合は，屋外活動やグラウンドでの競技後に症状が悪化することがあり，屋外活動後に洗顔とともに人工涙液による洗眼を勧めている．

9.2.5 点眼指導

アレルギー性結膜炎の治療ではまず上手に安全に点眼治療が行われることが大切である．そのためには，患者自身はもちろん，看護師，薬剤師，養護教員なども患者から点眼について質問を受けた場合を想定し，適切な点眼法について知っておく必要がある．点眼薬をさす場合，顎を少しあげ，下瞼を軽く引っ張り，下方の球結膜（白目）と下眼瞼の間のくぼみに点眼する．角膜の直上に点眼する必要はない．残液の汚染を起こさないためには，点眼ビンの先が眼瞼や結膜に触れないようにする．点眼薬の効果は，確実に1滴入れば十分であり，数滴点眼しても，あふれるだけで意味がない．あふれた点眼薬はやさしく拭き取る．眼周囲を濡れたままにしておくと，眼瞼がただれやすくなる．　　　　　　　　〔高村悦子〕

文　献

1) アレルギー結膜疾患診断ガイドライン編集委員会：アレルギー結膜疾患診断ガイドライン（第2版）．日眼会誌, **114**, 831-870, 2010.
2) 庄司　純ほか：アレルギー性結膜疾患診断における自覚症状，他覚所見および涙液総IgE検査キットの有用性の検討．日眼会誌, **116**, 485-493, 2012.
3) 高村悦子：アレルギー性結膜炎の治療　初期療法，季節前投与．アレルギーの臨床, **14**, 650-654, 1994.
4) 海老原伸行：塩酸オロパタジン点眼液による季節性アレルギー性結膜炎の初期療法．あたらしい眼科, **24**, 1523-1525, 2007.
5) 高村悦子ほか：春季カタルに対するシクロスポリン点眼液0.1%の全例調査．日眼会誌, **115**, 508-515, 2011.
6) Ohashi, Y. *et al.*: A randomized, placebo-controlled clinical trial of tacrolimus ophthalmic suspension 0.1% in severe allergic conjunctivitis. *J. Ocul. Pharmacol. Ther.*, **26**, 165-172, 2010.
7) Ebihara, N. *et al.*: Blood level of tacrolimus in patients with severe allergic conjunctivitis treated by 0.1% tacrolimus ophthalmic suspension. *Allergol Int.*, **61**, 275-282, 2012.

10 皮膚のアレルギー

10.1 子ども（小児）のアトピー性皮膚炎および類似の非アレルギー疾患の病態，診断と治療

10.1.1 子どものアトピー性皮膚炎と類似の疾患の診断

子ども（小児）のアトピー性皮膚炎に類似の非アレルギー疾患としては乳児湿疹が筆頭にあがるであろう．乳児のアトピー性皮膚炎と乳児湿疹には明確な区別があるわけではなく，アトピー性皮膚炎の診断基準に当てはまらない乳児期の湿疹を乳児湿疹と呼ぶ医師もいれば，アトピー性皮膚炎の診断基準を満たしていても，親の不安を煽らないために，あえて乳児湿疹という医師もいる．

ただ，多くの日本人にとっては，乳児湿疹とアトピー性皮膚炎では，若干イメージが異なるのではないだろうか．例えば，「乳児湿疹はステロイドを塗らなくても自然に治る湿疹」「アトピー性皮膚炎はステロイドを塗らないとひどくなってしまう湿疹．でもステロイドを使わず治す方法があるという医師もいて，なんだかやっかいな病気」，こんなイメージをもつ人が多いような気がするがいかがであろうか．しかし，そのようなイメージで診断をするわけにはいかないのはいうまでもない．

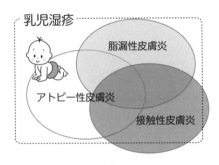

図 10.1　皮膚疾患のイメージ

乳児期にできた湿疹はすべて「乳児湿疹」といってよいかと思われるが，そうすると，乳児湿疹には，アトピー性皮膚炎も接触性皮膚炎も脂漏性皮膚炎も含まれることになる．そこで，頭の中を少し整理するために，あまり厳密ではないが，図 10.1 にこれらの関係を示す．これら 3 つ以外にも子どもの湿疹は色々あるが，アトピー性皮膚炎を中心に，これら頻度の高い湿疹病変を念頭において診療を行うのが現実的かと思われる．

10.1.2 子どものアトピー性皮膚炎の病態

子どものアトピー性皮膚炎の病態のポイントは，表皮バリア機能の低下とそれによって引き起こされるアレルギー性の炎症である．

表皮のバリア機能は様々なメカニズムから成り立っているが（図 10.2），一番外側にある皮脂膜は成人よりも薄く，また角化細胞の天然保湿因子が少ない．角化細胞の間隙を埋める細胞間脂質の主成分であるセラミドの生成が阻害されているなど，角層のバリア機能が低下している．角化細胞をつなぐ接着斑は内因性・外因性のタンパク分解酵素によって破壊されるが，石鹸や硬水などの影響で pH が上がると酵素活性が上昇しバリアが低下する．ダニの主要抗原にはタンパク分解酵素が含まれるため，ダニ抗原に感作を受けていない患者でも影響を受ける可能性がある．ペットの唾液も要注意である．欧州では犬を飼っている家庭の子どものほうがアトピー性皮膚炎が少ないというコホート研究や横断研究の発表もあるが，アジア・オセアニア地区では逆の結果を示す報告もあり，室内犬と一緒に生活することのリスクには注意が必要である．

アレルギー性炎症がアトピー性皮膚炎の炎症を形成する特徴的な病態であり，重症であるほど炎症が強い（図 10.3）．健常な皮膚からは抗菌ペプチドが分泌さ

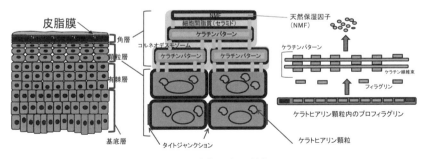

図 10.2　皮膚のバリア機能

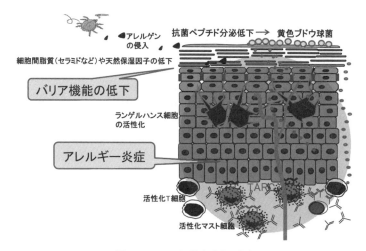

図 10.3　アトピー性皮膚炎の表皮

れており，病原性のある黄色ブドウ球菌が住み着くことはできない．しかし，アトピー性皮膚炎の患者は抗菌ペプチドの産生が低下しており，ほとんどの患者の皮膚からは黄色ブドウ球菌が検出される．黄色ブドウ球菌が産生する毒素はバリア機能の低下した表皮から進入し皮内のTリンパ球を刺激して炎症を惹起する．これは抗原非特異的な反応であり，特異的IgE抗体が陰性の患者でも炎症が悪化する．そして，ざらざらした表皮に付着した黄色ブドウ球菌はバイオフィルムをつくって自己防衛するため，消毒で完全に駆除することは不可能であり，石鹸で洗った程度では洗い流すことができない．根本的にはステロイド外用薬で皮膚をつるつるにし，炎症をなくして抗菌ペプチドの産生能力を回復させるようにしないと，本来の自然治癒能力を引き出すことは困難である．抗原特異的な反応としては，皮膚から浸入したアレルゲンがランゲルハンス細胞に取り込まれ，所属リンパ節に移動してアレルゲン特異的なIgE抗体をつくる指令をつくるT細胞が形成され，IgE抗体産生が誘導されて皮膚のマスト細胞表面を取り囲み活性化する．そして，これらの細胞が産生する各種のサイトカインやケモカインの使用でアレルギー炎症が増幅されていく．

10.1.3　アトピー性皮膚炎の定義・疾患概念
a. 定　義
日本皮膚科学会のアトピー性皮膚炎の定義を日本アレルギー学会でも採用して

表10.1 重症度のめやす

軽症	面積にかかわらず，軽度の皮疹*1 のみみられる
中等症	強い炎症を伴う皮疹*2 が体表面積の 10% 未満にみられる
重症	強い炎症を伴う皮疹が体表面積の 10% 以上，30% 未満にみられる
最重症	強い炎症を伴う皮疹が体表面積の 30% 以上にみられる

*1 軽度の皮疹：軽度の紅斑，乾燥，落屑主体の病変．
*2 強い炎症を伴う皮疹：紅斑，丘疹，びらん，浸潤，苔癬化などを伴う病変．

おり，「アトピー性皮膚炎は，増悪・寛解を繰り返す，掻痒のある湿疹を主病変とする疾患であり，患者の多くはアトピー性素因を持つ」とされている．

このアトピー素因とは，①家族歴・既往歴（気管支喘息，アレルギー性鼻炎・結膜炎，アトピー性皮膚炎のうちいずれか，あるいは複数の疾患），または②IgE 抗体を産生しやすい素因，のことをいう．

b. 診断基準

アトピー性皮膚炎には国内外に複数の診断基準があり，若干の違いがあるものの，ほぼ誤差の範囲内と考えてよい．重要なポイントはほぼ共通しており，かゆみがある湿疹（または掻破痕）の存在，好発部位の存在（顔，首，体幹，臀部の下，肘，膝，乳児では下腿外側など），慢性・反復性（日本皮膚科学会の診断基準では，乳児は 2 か月以上，それ以外は半年以上）の経過である．アトピー素因に関しては必須ではないが有力な項目となっているものが多い．その上で，接触性皮膚炎，脂漏性皮膚炎，おむつかぶれ，汗疹，伝染性膿痂疹（とびひ），虫さされ，ネザートン症候群などいくつかの除外診断を行う必要がある．脂漏性皮膚炎や尋常性魚鱗癬は合併することが少なくない．

c. 重症度評価

臨床研究や専門家向けには SCORAD[1] や日本皮膚科学会アトピー性皮膚炎重症度分類[2] などが向いているが，一般的な日常診療では，日本アレルギー学会の「アトピー性皮膚炎診療ガイドライン 2012」に記載されている重症度のめやす[3] が便利である（表10.1）．

ただし，これまでの経過や治療歴により，治療への反応は異なるので，診察した時点で軽症だから弱い薬ですむだろうという思い込みは禁物である．

10.1.3 治 療

a. 乳児脂漏性皮膚炎，及び，カンジダ性間擦疹（おむつかぶれを含む）の治療

生後 1～2 か月頃に首から上，特に頭皮にべったり（時にじくじく）と皮脂が

つき，乾燥するとフケのようなカサカサした感じで痂皮化する湿疹が出現するのが乳児脂漏性皮膚炎である．かゆみを伴うこともあるので，しばしばアトピー性皮膚炎と誤診され，また，実際に2～3か月頃からアトピー性皮膚炎に移行もしくは合併するものも多い．ただし，アトピー性皮膚炎を合併していない場合は，ステロイド外用薬を使用しなくても自然に治癒する．石鹸で洗って皮脂を洗い落とすようにしていれば1歳までには自然治癒するが，その後もかゆみのある湿疹が出現する場合はアトピー性皮膚炎を合併している可能性が高い．

首が短い乳児ではしばしばカンジダ性間擦疹を経験する．首や四肢のくびれ，陰部など通気の悪い箇所には，常在菌であるカンジダ菌が繁殖しやすく，その刺激で皮疹ができる．陰部は排泄物の刺激も加わりおむつかぶれ（皮膚炎）を起こしやすい．入浴時に沐浴剤しか使用していない乳児にできやすく，石鹸で洗うようにすると自然に治るが，治療に難渋する症例では，抗真菌薬を使用することもある．

b. 子どもの湿疹とアトピー性皮膚炎の治療

子どものアトピー性皮膚炎や湿疹は，発症してからの時間が短いために，様々な因子によって修飾され複雑になっている成人のアトピー性皮膚炎に較べると，治療しやすい．ひっかき傷によって血だらけになっている乳児でも，数週間でつるつるの皮膚に戻すことが可能である．

とはいえ，脂漏性皮膚炎や真菌性の間擦疹との鑑別に自信がない場合は，最初からステロイド外用薬を塗布するのではなく，まずスキンケアを行うとよい．すなわち，石鹸を使用して，1日に1回もしくは2回全身（顔も頭皮も）をきれいに洗い，そのあと保湿剤を塗布する．軽度のアトピー性皮膚炎であれば，これだけでも改善することがある．1～2週間程度継続しても改善しないケースや，掻破行動がひどく日常生活に支障があるケースは本格的に治療したほうがよい．

c. ステロイドを使うアトピー性皮膚炎の治療

保湿剤を使ったスキンケアだけではコントロールできない場合は，ステロイド外用薬を使用し湿疹病変を消失させる治療が必要となる．

現時点では，アトピー性皮膚炎の治療に有効であるとのエビデンスが存在し，世界中のガイドラインで推奨されている治療法はステロイド外用薬とカルシニューリン抑制性外用薬（日本ではタクロリムス軟膏のみ，ただし2歳以上のみ使用可）である．

外用療法は，図10.4に示したように，増悪時・寛解導入期と寛解維持期の2段階の治療戦略が基本である．すなわち，湿疹病変が存在するときには，ステロイ

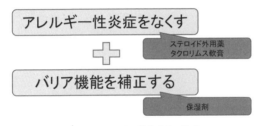

図10.4 アトピー性皮膚炎の治療

ド外用薬またはタクロリムス軟膏を連日塗布し,皮疹を消失させる(増悪時・寛解導入期).そのあと,ステロイド外用薬(またはタクロリムス軟膏)の使用頻度を減らし保湿剤によるスキンケアが主体の治療に切り替えていく.

寛解維持期の治療には,皮疹が再発したときだけ,ステロイド外用薬やタクロリムス軟膏を塗布するリアクティブ療法と,皮疹がなくてもステロイド外用薬やタクロリムス軟膏を間欠的に塗布し寛解状態を長期に維持するプロアクティブ療法がある.ただし,いずれの治療法も無疹部に保湿剤を毎日塗布する.

d. ステロイド外用薬が効かない原因

ステロイド外用薬を塗布しても,皮疹が消失しないと訴える初診患者は多いが,主に2つの原因が考えられる.1つは,処方されているステロイド外用薬の強さが不十分であることである.我が国では,ステロイド外用薬の強さは最も強いⅠ群から弱いⅤ群まで5段階に分類されているが,小児科では,弱めのⅣ群が処方されていることが多い.顔は吸収率が高いのでⅣ群でも治療が可能なケースが多いが,体幹や四肢は吸収率が顔よりも低いため,Ⅲ群以上の強さを必要とすることが多い.もう1つの原因は,塗布量が不十分であることで,特に「すり込むように塗っている」ケースが問題である.ステロイド外用薬にしても保湿剤にしても,薬効成分は1%以下しか含有されておらず,外用薬のボリュームを形成しているのは基剤である.薬効成分が基剤と皮膚との濃度勾配で吸収されていくメカニズムを想像すれば,すり込むという行為がいかに間違った行為が容易に理解できるであろう.皮膚を均一に覆うよう塗布しなければ,効果を発揮することはできない.塗布量の目安は,0.5g(5gチューブなら指先から3cm程度)で両手のひらの面積(子どもの顔の面積に相当)程度である(1FTU:1 Finger Tip Unit[4]).

e. 皮膚がきれいになった後(寛解維持期)の治療が大切

ステロイド外用薬の連日塗布で皮疹が消失したら,保湿剤の連日塗布に切り替

え,皮疹が出現したら再びステロイド外用薬を塗布するリアクティブ療法か,皮疹が消失した状態を長く維持することを目的として無疹部にもステロイド外用薬を間欠塗布するプロアクティブ療法のいずれかを選択する.自然寛解する率が高い乳幼児の軽症患者の場合はリアクティブ療法でもよいと思われるが,重症患者や学童期以降も続いている患者ではプロアクティブ療法が優れている.いずれにしても,ステロイド外用薬の連日塗布では皮膚の菲薄化が生ずるので,寛解維持期には間欠塗布が必要となる.III群なら週3日,II群は週2日以下であれば,ほとんどのケースで副作用を回避できる[5]が,より少ない頻度での維持が可能となるよう患者指導を行えばさらに安全である.いずれの方法でも皮疹が消失した後の無疹部に保湿剤を塗布することは寛解を維持するうえで必須である.

〔大矢幸弘〕

文献

1) European Task Force on Atopic Dermatitis : Severity scoring of atopic dermatitis : the SCORAD Index (consensus report of the European Task Force on Atopic Dermatitis). Dermatology, **186**, 23-31, 1993.
2) 古江増隆ほか:アトピー性皮膚炎診療ガイドライン.日皮会誌,**119**, 1515-1534, 2009.
3) 片山一朗・河野陽一監修,(社)日本アレルギー学会アトピー性皮膚炎ガイドライン専門部会作成:アトピー性皮膚炎診療ガイドライン 2012, 協和企画, 2012.
4) Long, C. C. *et al.* : A practical guide to topical therapy in children. *Br. J. Dermatol.*, **138**, 293, 1998.
5) 大矢幸弘ほか:ステロイド外用療法. Evidence-Based Medicine アトピー性皮膚炎―よりよい治療のための EBM データ集―(古江増隆編), pp.13-24, 100-165, 中山書店, 2011.

10.2 成人アトピー性皮膚炎の臨床病型別の診断と治療

アトピー性皮膚炎(AD:atopic dermatitis)とは,アトピー素因・体質があるヒトに生じる「増悪と寛解を繰り返す瘙痒性の湿疹を主病変とする疾患」である.アトピー素因・体質とは,家族歴・既往歴に AD,気管支喘息,アレルギー性鼻炎・結膜炎,花粉症,蕁麻疹などのアトピー性疾患が1つ以上あり,これらアトピー性疾患の誘導抗体の IgE 抗体を産生しやすい体質・素因である[1].

この IgE 抗体と反応する食物アレルゲン,ダニ,花粉などの環境アレルゲンや皮表に常在する細菌,真菌叢に由来する細菌,真菌アレルゲンを除去・回避するなどの対策によりアレルゲン特異的 IgE 抗体価の低下を伴って症状の改善が認められる症例があることから,これらアレルゲンが AD の発症・悪化に関与すると考えられる.ただし,AD 患者の約 20〜30% には血清総 IgE 値の上昇がみられず,AD の発症・悪化に関与すると思われるアレルゲンがその特異的 IgE

抗体の上昇がみられない症例も存在している．しかし，いずれの場合にも血液の好酸球数の増加や血清 TARC (thymus and activation regulated chemokine) 値の上昇が認められ，AD の発症・悪化に関与した思われるダニ，ペット，皮表の常在細菌真菌叢，汗などの各種要因への対策をとることで，TARC 値などの上記検査値の低下を伴って症状の改善が認められる．以下に主な AD の臨床病型について，その診断と治療を概説する．

10.2.1 乾燥性湿疹（皮脂欠乏性湿疹）型の成人 AD

このタイプの成人 AD は，頻度の高い臨床病型で，ドライスキンに加えて肘窩・膝窩などの好発部位に苔癬化病変（掻破による過角化と表皮肥厚を特徴とした病変）などの特徴的な瘙痒性病変があれば診断は容易である．皮脂欠乏性湿疹や貨幣状湿疹（円形・類円形の局面性湿疹を指し，coin-sized eczema とも呼ばれる）も，AD を示唆する「枇糠性落屑を伴うドライスキン，毛孔一致性の角化，掻破に伴う苔癬化・眼瞼湿疹などの皮膚所見」や，AD や気管支喘息・花粉症などのアトピー疾患の病歴や家族歴と血清総 IgE 値やアレルゲン特異的 IgE 抗体価の上昇があれば，このタイプの成人 AD である．この臨床病型は，皮膚バリアー障害に伴うアレルギー性炎症であるため，保湿作用が強いヒルドイドソフト®やパスタロンソフト®と皮膚症状に対応した強さのステロイド軟膏による重ね塗りの外用療法，および抗アレルギー薬の内服療法が基本となる．ただし，掻破痕や皮膚の亀裂が顕著な局面性の掻破性湿疹や貨幣状湿疹の場合にはステロイド軟膏上の保護作用のある亜鉛華軟膏の重ね塗りまたは塗り貼りがよく効く．しかしながら，当初このタイプの成人 AD と思われた症例が，後述する「金属アレルギーの関与する AD」「汗アレルギーの関与する AD」「脂漏性皮膚炎合併型 AD または皮表の常在真菌マラセチアアレルギーの関与する AD」などのこともあるので，上記治療で皮疹が軽快しないときにはこれらのタイプの成人 AD を考慮する必要がある．

10.2.2 金属アレルギーの関与する AD

血清総 IgE 値が低く 20 歳以降に発症する成人 AD に金属アレルギーが原因となっている例がある．歯科金属や食品中の金属が原因となって生じる全身型金属アレルギーの皮膚症状が AD に似ており，両者の関係に関して興味深い論文が発表されている[2]．すなわち，ニッケル (Ni) の PT 陽性率は内因性が 41.9% で

外因性が 16.4%（P＝0.019），コバルト（Co）の PT 陽性率は内因性が 38.7% で外因性が 10.9%（P＝0.005），いずれも内因性 AD の陽性率が外因性 AD のそれより有意に高く，汗の Ni 濃度は内因性が 333.8 ng/g で外因性が 89.4 ng/g（P＝0.0005）と内因性 AD が有意に高い値を示し，AD 患者の血清総 IgE 値に逆相関した．しかし，フィラグリン（FLG）変異の有り無し患者の間では上記指標に関して有意な相違は認められなかった．以上より，血清総 IgE 値の低い内因性 AD には Ni や Co の金属アレルギーが関与しており，これら金属の含量が高い汗を介して皮疹が悪化すると考えられる．AD の有り無しにかかわらず，全身型金属アレルギーの患者は，発汗の多い手掌足蹠，手指足趾，体幹四肢などに異汗性湿疹（汗疱状湿疹）の症状を呈する傾向があり，インタール経口薬が有効である．その作用効果の機序はまだよくわかっていないが，金属アレルギーが疑われた症例ではぜひ試みるべき治療である．

10.2.3　汗アレルギーの関与する AD

汗アレルギーは，当初，運動時にしばしば発汗を伴って特徴的な丘疹状膨疹が生じるコリン性蕁麻疹患者において自己汗を用いた皮内テストが陽性となることから報告され[3]，次いで汗が出ると症状が悪化する AD 患者においても自己汗を用いた皮内テストが陽性となることから，汗で悪化する AD において汗アレルギーの関与が報告された[4]．その後，汗のアレルゲンとしての性状やどこでどう製造されているのかなど，詳細は不明のままであったが，最近，広島大学皮膚科の秀らの研究グループが，皮内テスト反応や好塩基球のヒスタミン遊離活性を指標として汗抗原の精製を進め，AD 患者の約 80% に I 型の即時型汗アレルギーが存在し，皮表の常在真菌 Malassezia globosa がつくり出す recombnant タンパク質 MGL1304 が汗で悪化する AD の原因アレルゲン分子であると報告した[5]．さらに，同グループはこの recombnant タンパク質 MGL1304 に対する IgE 抗体価を測定するキットを開発し，この抗体価が AD 患者で有意に高く重症度に有意に相関すると報告している．汗アレルギーが認められるコリン性蕁麻疹の患者血清でも同様に有意に高い抗体価が認められ，コリン性蕁麻疹においても診断学的価値があるが，2 つの違った病態に果たすこの抗体の役割は明らかでない[3,4,6,7]．

筆者らは，11 年前に腸内や皮表の常在真菌叢に有効な抗真菌薬の itraconazole 100 mg を 8 週間内服させるランダム化クロスオーバー試験によってこの治療が難治性の AD に有意に有用であると報告した[8]．こうした難治例では発汗時や梅

雨時のジメジメしたときに悪化する例が多く，最近の報告はこれを裏付けるものとして興味深い．したがって，汗や皮表の常在真菌が発症・悪化に関係すると思われステロイド外用療法に抵抗する難治な AD では，AD の基本的な内服・外用療法に加えて，シャワーの励行とイトラコナゾール（itraconazole）の内服療法が勧められる．このイトラコナゾール内服療法により顕著な改善が得られた場合，3日内服・4日休薬の間欠療法を実施して病勢の推移を注意深く観察し，AD の寛解導入を図ることが重要である．

10.2.4 脂漏性皮膚炎合併型 AD または皮表の常在真菌マラセチアアレルギーの関与する AD

脂漏性皮膚炎は，原因が不明であり，これまで遺伝的要因・環境的要因・精神的ストレスなどの各種要因が関与する多因子疾患と考えられてきたが，近年，皮表の常在真菌叢の代表的な真菌であるマラセチアがその主な発症因子と推定されている．マラセチアは脂腺から分泌される皮脂を栄養源としているため，皮脂の量が多くなるとマラセチアが増え，それ自体による刺激作用に加えて，皮脂成分の1つであるトリグリセライドの分解により生じる遊離脂肪酸が皮膚に刺激を与えることで，脂漏性皮膚炎が発症すると考えられている．そのため，このマラセチアの増殖を抑える抗真菌剤の外用と皮膚炎に効くステロイド外用薬の重ね塗りがこれらの外用薬の中止に伴う再発を減らし有用である．またあわせてこのマラセチアによく効く抗真菌薬の入ったシャンプーや石鹸で洗髪・洗顔することが勧められる．一方，AD においても脂漏性皮膚炎が好発する顔面や頭頸部はマラセチアの菌量が体幹・四肢と比べて5倍以上も多く[9]，これらの部位の皮膚病変は AD とも脂漏性皮膚炎ともみなせるような症例であり，AD の基本的な内服・外用の治療によっても寛解導入できないか，軽快しても再燃・再発しやすく，治療に難渋する例が多い．筆者は，最近，こうした症例に対して，顔面・頸部や頭髪部の脂漏性皮膚炎の治療と同じようにそれまでのステロイド軟膏の外用にニゾラール®クリームやニゾラール®ローションを重ね塗りすることで，血清 TARC 値や抗マラセチア IgE 抗体価の顕著な低下を伴って軽快する例を数多く経験している．これは，AD に合併した脂漏性皮膚炎の治療がうまくいったためか，あるいは症状は脂漏性皮膚炎によく似ているが，皮表の常在真菌叢を構成するマラセチアのアレルギーが関与した特異な AD に対する治療がうまくいったためと思われる．

またJohanssonらは，AD患者の末梢血単核球をマラセチア抽出物で刺激して培養上清中のサイトカインを測定し，マラセチアによる即時型皮膚テストのプリックテストと遅延型皮膚テストのアトピーパッチテストが共に陽性のAD患者においてIL-4, IL-5, IL-13のようなTh2型サイトカインの産生が有意に高く[10]，マラセチアがADの悪化に即時型アレルギーや遅延型アレルギーを介して関与していると推定している．筆者らは，また中等症から重症のAD患者を対象にイトラコナゾール内服療法を施行したところ，治療効果のみられた群がみられなかった群と比べてマラセチアのスキンプリックテストのスコアが有意に高く，マラセチアに対する即時型皮膚反応の強さと抗真菌剤治療効果が相関していた[11]．マラセチア特異的IgE抗体の測定やマラセチアを用いたプリックテストは，今後，ADの病因に関連性の高いマラセチア抗原の中で自己抗原との交差反応性の検討によりその感度や特異度を高めることでより精度の高い検査法となることが期待される．

10.2.5 食物アレルギーの関与する成人AD

思春期以降の成人ADは，乳幼児ADに比べると食物アレルギーを合併する頻度は低いが，小麦に代表される食物依存性運動誘発アナフィラキシー，新鮮な果物野菜を扱うヒトにみられる接触蕁麻疹とそれに伴う接触蕁麻疹症候群，その口腔粘膜型ともいえる口腔アレルギー症候群（OAS：oral allergy syndrome）などの特異な食物アレルギーがみられる．また難治性の成人ADには時に食物摂取により全身性の蕁麻疹や湿疹が生じる症例もある．ここでは乳幼児ADでみられる食物アレルギーと比較してその特徴を紹介する．

すなわち，乳幼児ADの食物アレルギーが湿疹症状を呈することが多く，発育とともに蕁麻疹などの即時型症状を呈する傾向があるのに対して[12]，思春期以降の成人ADの食物アレルギーは，蕁麻疹などの即時型症状を呈することが多く，湿疹症状がある場合でも蕁麻疹などの即時型症状が一緒にみられる傾向がある．乳幼児ADの食物アレルギーは加齢とともに寛解（outgrow）し，小学校入学までに約8割が寛解するため，食物アレルギーの頻度は加齢とともに低下するが，思春期以降から成人のADまでまだ残っている食物アレルギーは耐性を獲得しにくいという特徴がある．原因となる食物は，乳幼児期には鶏卵や牛乳が多く，加齢とともに鶏卵や牛乳が減り，学童期には鶏卵・牛乳に代わって甲殻類・果物類・ピーナッツの頻度が増えるが，小麦やそばは年齢による変化が少ない．

一方，乳幼児 AD の食物アレルギーの場合，食物の経口負荷試験が 95% 以上の陽性的中率を示す食物アレルゲン特異的 IgE 抗体価を年齢別にプロットしたプロバビリティーカーブ（probability curve）により IgE 抗体価から該当する食物アレルギーを比較的容易に推定・診断することができる例が多い[13]．該当する食品の摂取後の症状や，授乳中であれば該当する食品を摂取した母親からの授乳後の症状の病歴から，食物摂取約 3～5 分前または食物摂取した母親からの授乳約 3～5 分前にインタール® 経口薬を投与して症状の改善効果を観察することにより，食物アレルギーの診断効率をさらに高めることが可能である．これに対して，成人 AD の食物アレルギーの場合，食物の経口負荷試験で誘発される頻度が低いため，プロバビリティーカーブを作成することができず，食物アレルゲン特異的 IgE 抗体価だけで食物アレルギーを診断できない．

ただし，最近は，小麦依存性運動誘発アナフィラキシーにおける ω-5-グリアジン特異的 IgE 抗体やピーナッツアレルギーにおける Ara h 2 特異的 IgE 抗体のように特定のアレルゲンのコンポーネントに特異的な IgE 抗体を測定することにより，乳幼児 AD だけでなく学童期 AD や思春期以降の成人 AD にみられる食物アレルギーを血清学的に診断することができるようになった[14,15]．まだ限られた食物アレルギーにしか対応できないが，今後，各種食物アレルゲンの症状誘発にかかわるエピトープ特異的 IgE 抗体の測定法が確立することにより，どの年齢層においても食物アレルギーを容易に診断できることを期待したい．また食物アレルギーに対するインタール経口薬の食前服用による改善効果は，思春期以降の成人 AD に対しても，乳幼児 AD や学童期 AD ほどではないが，ある程度認められるので[16,17]，症状とその経過から少しでも食物アレルギーが疑われる場合，通常の外用療法と内服療法にこのインタール® 経口薬食前内服療法を加えることで食物アレルギーの関与する成人 AD の治療効果をさらに高めることができる．

本節では，多彩な臨床症状を呈する成人 AD から，①乾燥性湿疹（皮脂欠乏性湿疹）型の成人 AD，②金属アレルギーの関与する AD，③汗アレルギーの関与する AD，④脂漏性皮膚炎合併型 AD または皮表の常在真菌マラセチアアレルギーの関与する AD，⑤食物アレルギーの関与する成人 AD の 5 つの臨床病型・タイプを取り上げて解説した．今回は，皮表の常在細菌が関係していると思われる細菌性毛嚢炎，口囲皮膚炎，酒さ様皮膚炎合併型の成人 AD 臨床病型の解説は

まだ論文やデータの蓄積が不足しており,機は熟していないと考え省略した.しかしながら,皮表の常在細菌叢のADの発症・病態に対するかかわり合い,これら細菌叢に由来する多様なアレルゲンがどのようにして感作され特異な過敏症を獲得するのか,そしてその背景因子としてこれら多様なアレルゲンの経皮感作や経湿疹感作をもたらしやすい皮膚バリアー障害の生じやすさに関係したFLG変異など,興味は尽きない.ADにおける各種アレルゲンの特異な関与とその様式,それによってもたらされる成人ADの多様な臨床病型の整理整頓が進み,成人ADに悩む患者さんのためにその診断と治療が効果的に進められることを期待したい.

〔池澤善郎〕

文献

1) 片山一郎ほか:第6章アトピー性皮膚炎.アレルギー総合ガイドライン2013(西間三馨ほか監修,日本アレルギー学会作成),pp.284-333,協和企画,2013.
2) Yamaguchi, H. *et al.*: High frequencies of positive nickel/cobalt patch tests and high sweat nickel concentration in patients with intrinsic atopic dermatitis. *J. Dermatol. Sci.*, **72**(3), 240-245, 2013.
3) 堀川達弥・福永 淳:コリン性蕁麻疹における汗アレルギーと自己免疫の関与.臨床皮膚科,**58**(5), 39-43, 2004.
4) 堀川達弥:アトピー性皮膚炎における汗アレルギー.日本医事新報,**4346**, 62-66, 2007.
5) Hiragun, T. *et al.*: Fungal protein MGL_1304 in sweat is an allergen for atopic dermatitis patients. *J. Allergy. Clin. Immunol.*, **132**(3), 608-615, 2013.
6) Hiragun, M. *et al.*: Elevated serum IgE against MGL_1304 in patients with atopic dermatitis and cholinergic urticarial. *Allergol. Int.*, **63**(1), 83-93, 2014.
7) 秀 道広・亀好良一:慢性蕁麻疹の自己血清皮内テスト.臨床皮膚,**58**(増), 66-71, 2004.
8) Ikezawa, Z. *et al.*: Clinical usefulness of oral itraconazole, an antimycotic drug, for refractory atopic dermatitis. *Eur. J. Dermatol.*, **14**(6), 400-406, 2004.
9) Sugita, T. *et al.*: Quantitative analysis of cutaneous Malassezia in atopic dermatitis patients using real-time PCR. *Microbiol. Immunol.*, **50**(7), 549-552, 2006.
10) Johansson, C. *et al.*: Positive atopy patch test reaction to Malassezia furfur in atopic dermatitis correlates with a T helper 2-like peripheral blood mononuclear cells response. *J. Invest Dermatol.*, **118**(6), 1044-1051, 2002.
11) 小林照子ほか:アトピー性皮膚炎における真菌アレルギーと抗真菌療法の効果についての検討―即時型反応,遅延型反応を含めて―.アレルギー,**55**(2), 126-133, 2006.
12) 宇理須厚夫ほか:第10章食物アレルギー.アレルギー総合ガイドライン2013(西間三馨ほか監修,日本アレルギー学会作成),pp.384-414,協和企画,2013.
13) Komata, T. *et al.*: The predictive relationship of food-specific serum IgE concentrations to challenge outcomes for egg and milk varies by patient age. *J. Allergy Clin. Immunol.*, **119**(5), 1272-1274, 2007.
14) 森田栄伸・千貫祐子:FDEIAにおけるω-5グリアジン検査.臨床皮膚科,**66**(5), 147-149, 2012.
15) 海老澤元宏・伊藤浩明:ピーナッツアレルギー診断におけるAra h 2特異的IgE抗体測定の意義.日本小児アレルギー学会誌,**27**(4), 621-628, 2013.
16) 小松 平ほか:穀物アレルギーを伴う難治性のアトピー性皮膚炎に対するDSCG経口薬の臨床効果.アレルギーの臨床,**13**(1), 19-24, 1993.
17) 猪又直子ほか:小麦Ⅰ型アレルギーに及ぼすNonsteroidal Anti-Inflammatory Drugsや抗アレルギー薬の効果(Enhancement of nonsteroidal, anti-inflammatory drugs and preventive effect of antihistamines and disodium cromoglycate on wheat allergy).アレルギー,**55**(10), 1304-1311, 2006.

Column2 アトピー性皮膚炎とフィラグリン

　アトピー性皮膚炎（AD）ではセラミドなどの角層間脂質の減少により皮膚のバリア機能障害が生じると考えられてきた．AD患者での皮膚のバリア機能異常は，それ自体が刺激性の皮膚炎の原因になることに加え，ダニ抗原やペットの毛，花粉などのアレルゲンの経皮膚的な侵入を促進することでアレルギー性皮膚反応を誘導し，両者が相まって難治性の皮膚炎を形成していくことが理解されるようになった．2006年にイギリスの研究グループにより，バリア障害の病因として角層の天然保湿因子の前駆物質のプロフィラグリンをコードする遺伝子 FLG の異常が皮膚炎発症に関与する可能性が報告された（日本人患者では25％程度）（図）．

　バリア障害によりピーナッツアレルギーなどの食物アレルギーが経皮膚的に感作されることや，ネコの同居でADの発症のリスクが高くなり，さらにフィラグリン遺伝子変異をもつ児ではそのリスクがさらに高くなるという興味深い報告がある．遺伝的な側面からのバリア機能異常障害に対して，最近角化関連分子であるロリクリン，インボルクリンさらにフィラグリンの発現に STAT6 が関与するという興味深い報告がなされた．さらに Th2 サイトカインである IL-4 や IL-13 が角化関連タンパクの産生を制御することより，実際のAD患者でみられる角層のバリア機能異常は皮膚炎に伴う一過性の現象なのかもしれない．ただフィラグリンが責任遺伝子である尋常性魚鱗癬がアトピー性皮膚炎の20〜30％にみられることより単に魚鱗癬の合併をみているとの考え方もあり，今後の検討が期待される．

〔片山一朗〕

文　献

1) 片山一朗・河野陽一監修，日本アレルギー学会アトピー性皮膚炎ガイドライン専門部会作成：アトピー性皮膚炎診療ガイドライン2012，協和企画，2012．
2) 秋山真志：アトピー性皮膚炎におけるフィラグリン遺伝子異常．皮膚科臨床アセット1 アトピー性皮膚炎（古江増隆総編集，中村晃一郎編），pp 136-141，中山書店，2011．

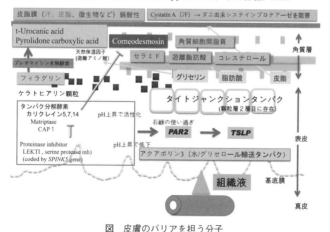

図　皮膚のバリアを担う分子

10.3 蕁麻疹の臨床病型別の診断と治療

蕁麻疹は誰もが経験するごくありふれた皮膚疾患で，特徴的な症状と病歴から診断は通常容易であり，治療もヒスタミン H_1 受容体拮抗薬（抗ヒスタミン薬）の内服を中心とする点で，非常に明快である．しかしながら，蕁麻疹診療の実際は，症例により原因や誘因が多様で，症状も皮膚に限局する軽症例から喉や腸管の粘膜に及んで全身症状をきたす中等症・重症例まで様々である．

10.3.1 蕁麻疹の症状

蕁麻疹は輪郭のはっきりした皮膚の赤い膨らみ（膨疹）でかゆみを伴う．症例により，また時間とともに様々な形と大きさをとり，色は紅色・ピンク色ないし白色で，まれに水疱や出血を伴うこともある．多くは数十分から数時間以内に消えたり動いたりするといった特徴がある．

10.3.2 蕁麻疹の基本病態と発症機序

蕁麻疹の基本病態は，皮膚の真皮上層に生じた毛細血管や最小静脈血管の透過性亢進による一過性（通常数時間以内）の限局性浮腫による瘙痒性の赤い膨らみ（紅斑・膨疹）である．この膨疹の発症機序は，皮膚のマスト細胞がアレルギー

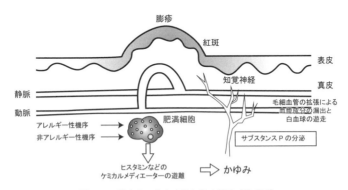

図 10.5　蕁麻疹の基本病態と発症機序（模式図）
アレルギー性あるいは非アレルギー性の何らかの機序により皮膚マスト細胞が脱顆粒し，ヒスタミンをはじめとする化学伝達物質が皮膚組織内に放出されることにより皮膚微小血管の拡張と血漿成分の漏出が起こり，おのおの紅斑および局所的浮腫（膨疹）を生じる．また知覚神経が刺激されてかゆみが生じる．
蕁麻疹・血管性浮腫の治療ガイドライン[1]の解説の図1を一部改変して作成．

機序あるいは非アレルギー機序によって活性化され，ヒスタミンをはじめとする化学伝達物質が皮膚組織内に放出される．その結果，皮膚微小血管の拡張と血管透過性の亢進に伴う血漿成分の漏出が起こり紅斑・膨疹が生じる．図10.5は，それを模式的に図示したものである．なお，アレルギー機序であれ，非アレルギー機序であれ，診療の場では蕁麻疹の直接的な原因を特定できないことが多い．

10.3.3 蕁麻疹の主な病型診断とその検査

これまでに蕁麻疹の病型分類が提案されているが，確立された蕁麻疹の病型分類はない．2011年発行の「蕁麻疹診療ガイドライン」[2]では，2005年発行の「蕁麻疹・血管性浮腫の治療ガイドライン」[1]におけるIII群13型分類[1]を整理して，「蕁麻疹の主たる病型」として，表10.2のようなIV群16型分類[2]が提案されている．また，表10.3では，病型診断のために参考となる主な検査を表示している．

10.3.4 蕁麻疹の治療

蕁麻疹の治療の基本は，抗ヒスタミン薬（抗ヒ薬：ヒスタミンH_1受容体拮抗薬）

表10.2 蕁麻疹の主たる病型

I. 特発性蕁麻疹	1. 急性蕁麻疹 2. 慢性蕁麻疹
II. 刺激誘発型の蕁麻疹：特定刺激ないし負荷により皮疹を誘発することができる蕁麻疹	3. アレルギー性の蕁麻疹 4. 食物依存性運動誘発アナフィラキシー 5. 非アレルギー性の蕁麻疹 6. アスピリン蕁麻疹（不耐症による蕁麻疹） 7. 物理性蕁麻疹： 　機械性蕁麻疹/寒冷蕁麻疹/日光蕁麻疹/温熱蕁麻疹/遅延性圧蕁麻疹/水蕁麻疹/振動蕁麻疹（振動血管浮腫） 8. コリン性蕁麻疹 9. 接触蕁麻疹
III. 血管性浮腫	10. 特発性の血管性浮腫 11. 外来物質起因性の血管性浮腫 12. C1エステラーゼ阻害因子（C1-INH：C1-esterase inhibitor）の低下による血管性浮腫：遺伝性血管性浮腫（HAE：hereditary angioedema），自己免疫性血管性浮腫など
IV. 蕁麻疹関連疾患	13. 蕁麻疹様血管炎 14. 色素性蕁麻疹 15. Schnitzler症候群 16. クリオピリン関連周期熱 　（CAPS：cryopyrin-associated periodic syndrome）

蕁麻疹診療ガイドライン[2]の表1を改変して引用．

表 10.3 蕁麻疹の病型と検査

1) 特発性の蕁麻疹	増悪・背景因子の検索，病歴，身体所見などから関連性が疑われる場合に適宜検査を行う．蕁麻疹以外に明らかな所見がなく，蕁麻疹の症状にも特別な特徴がない症例においては，むやみにあてのない検査を行うことは慎む．慢性蕁麻疹の一部では，自己血清皮内反応によるスクリーニングと健常人末梢血好塩基球を利用したヒスタミン遊離試験により自己免疫機序が証明されるものがある
2) アレルギー性の蕁麻疹＆食物依存性運動誘発アナフィラキシー	原因アレルゲン検索はプリックテスト，CAP-RAST 法などによる特異的 IgE の存在の証明．ただし，これらの検査で過敏性が示された抗原が蕁麻疹の原因であるとは限らないので，ていねいな問診，負荷試験の結果などを総合的に判断する
3) 非アレルギー性の蕁麻疹	一般的に有用な検査はない（病歴から判断する）
4) アスピリン蕁麻疹	原因薬剤の同定は，まず I 型アレルギーの除外のために被疑薬剤によるプリックテストを実施し，必要に応じて少量の被疑薬剤による負荷（誘発）試験
5) 物理性蕁麻疹	病型確定のための検査として診断を厳密に確定する必要がある場合には，経過から疑われる物理的刺激による誘発試験を行う
6) 血管性浮腫	病型の確定，原因・増悪・背景因子の検索．通常（特発性，刺激誘発性）の蕁麻疹に準じ，病歴から考えられる病型に応じて検索する．表在性の蕁麻疹の合併がなく，C1-INH 不全が疑われる場合は，補体 C3，C4，CH50，C1-INH 活性などを測定する
7) 蕁麻疹様血管炎	病型の確定，血液検査（CRP 上昇，補体低下，末梢血白血球数増加など）と皮疹部の生検による血管炎の確認
8) 色素性蕁麻疹	病型の確定のために皮疹部の擦過（ダリエ徴候）皮疹部の生検によるマスト細胞の過剰な集簇の確認
9) Schnitzler 症候群	病型の確定，血液検査（CRP の上昇，血清中のモノクローナルな IgM の上昇，末梢血白血球数増加），皮疹部の生検による血管炎の確認（全例に認められるわけではない）
10) CAPS	病型の確定，血液検査（CRP・SAA の上昇，末梢血白血球数増加），皮疹部の生検による血管炎の確認（全例に認められるわけではない），クリオピリン遺伝子（CIAS1）の解析

蕁麻疹診療ガイドライン[2] の表 3 を改変して引用．

を中心とした薬物療法と原因・悪化因子の除去・回避である．蕁麻疹の病型分類と臨床的特徴に熟知し，問題の蕁麻疹がどの病型に当てはまるか判断し，適切に対処することが大切である．

　蕁麻疹は，直接生命にかかわる非常事態の徴候である場合からそのまま放置してよい場合まで幅広い可能性があるため，治療に際しては，治療対象となる蕁麻疹がどの重症度レベルに該当するか判断することが大切である．したがって，血

漿成分漏出に伴う血圧低下による低血流量ショックや喉頭浮腫による窒息を伴う蕁麻疹の場合，これを確認し，これらの症状に応じて，気道確保，静脈ラインの確保，輸液とエピネフリン（エピペン®, 0.3～0.5 mg）の皮下注射[3]による血圧と循環血液量の確保，抗ヒスタミン薬の静注，ステロイド点滴などの救急救命的な処置を優先する．1か月以上にわたり症状の出没を繰り返す症例では，その後も数か月ないしそれ以上にわたり症状が続くことが多い．そのような場合，病歴と理学所見から考えられる基礎疾患に注意しつつ，症例の必要性に合わせた治療を過不足なく続けることが大切である．

〔池澤善郎〕

文　献

1) 秀　道広ほか：蕁麻疹・血管性浮腫の治療ガイドライン．日本皮膚科学会雑誌，**115**(5), 703-715, 2005.
2) 秀　道広ほか：蕁麻疹診療ガイドライン．日本皮膚科学会雑誌，**121**(7), 1339-1388, 2011.
3) 冨岡玖夫：アナフィラキシー．臨床アレルギー学 改訂第2版（宮本昭正監修），pp. 272-276, 南江堂，1998.

10.4　接触皮膚炎・かぶれの臨床病型別の診断と治療

アレルギー性接触皮膚炎は，原因となる接触アレルゲンが皮膚に直接触れて感作され誘導される接触アレルギーによるかぶれとして知られる．皮膚症状は，かぶれに特徴的な急性・慢性の湿疹病変だけでなく，扁平苔癬様皮疹，色素性接触皮膚炎，光線過敏性皮膚炎，肉芽腫など多様であり，通常接触部位に限局して生じるが，症例によっては接触皮膚炎の程度や進行および原因となるアレルゲンの体内侵入経路などによって，自家感作性皮膚炎や中毒疹・薬疹に似た汎発疹が生じる．

10.4.1　原因となる接触アレルゲンとアレルギー性接触皮膚炎の発症機序

厳密にいえばわれわれを取り巻くあらゆる物質が接触アレルゲンとして接触アレルギーを起こす原因となる可能性がある．

接触アレルギーは，細胞性免疫による遅延型アレルギー（DTH：dalayed type hypersensitivity）の代表的モデルの1つとして古くから精力的に研究されてきたが，近年，基礎研究が進み，発症機序が細胞・分子のレベルで明らかになりつつある[1~3]．

10.4.2 アレルギー性接触皮膚炎の診断

アレルギー性接触皮膚炎は，症状の分布の観察と病歴聴取を詳細に行うことにより，原因となる接触原をある程度予測できることが多いので，接触アレルゲンの診断は，疑われた接触原そのものやその粗抽出抗原の試験試薬を用いてパッチテスト（PT）を実施する．PTで原因アレルゲンを判定できない場合は，疑われる接触原を数日間使用させ，湿疹反応の出現の有無により判定する使用試験を行う．なお，刺激性接触皮膚炎では，試験物を3段階程度の濃度に希釈してPTし，刺激反応を観察する．

10.4.3 接触皮膚炎の病型分類

接触皮膚炎は，アレルギー性と非アレルギー性に分類され，非アレルギー性の刺激性接触皮膚炎は急性中毒型の急性1次毒性皮膚炎と慢性蓄積型の慢性蓄積性皮膚炎に分けられる．急性中毒型は毒性作用の強い接触物質による傷害反応としての急性刺激反応で，この刺激物質が刺激閾値を超えて作用した結果惹起される化学熱傷ともいえる．慢性蓄積型は毒性作用の弱い接触物質が繰り返し皮膚を刺激した結果引き起こされる慢性湿疹様反応で，主婦湿疹や職業性の手湿疹が該当し，免疫アレルギー反応の関与を否定できないため，アレルギー性の慢性湿疹型との鑑別が問題になる．アレルギー性接触皮膚炎は組織反応型に基づいて湿疹型と扁平苔癬型の2つに分けられる[1~3]．また発症様式により①接触アレルゲンが触れた皮膚に限局して発症する通常の接触皮膚炎，②通常の接触皮膚炎に引き続き，アレルゲンの経皮的吸収により接触部位の遠隔皮膚に中毒疹様発疹として発症する接触皮膚炎症候群，③アレルギー接触皮膚炎のある患者に接触アレルゲンが非経皮的・経口的・経気道的に吸収されて中毒疹様発疹として発症する全身性接触皮膚炎（一種の薬疹）の3つに分けられる[4~5]．

10.4.4 接触皮膚炎の多様な臨床病型の解説

接触アレルギーによる皮膚病変は，接触アレルゲンに感作・誘導されるエフェクターT細胞（Th1, Tc1）によって惹起された接触アレルギー反応である．組織反応型による病型分類や発症様式による病型分類，さらに接触アレルギーの特殊型を加えると，臨床的に多様な病型を呈するため，これらの病型について解説する．

a. 組織反応型による病型分類に基づいた臨床病型

湿疹型接触皮膚炎: 頻度が最も高い病型で，急性の場合かぶれに代表される発赤を伴うかゆいぶつぶつが特徴的な急性湿疹病変となり，慢性の場合掻破痕を伴う苔癬化を特徴とした慢性湿疹病変となる．

扁平苔癬型接触皮膚炎: 浸潤を伴う灰青褐色斑から紫紅色斑が特徴的である．リール黒皮症はこの扁平苔癬型の代表的な皮膚病変であり，化粧品の粗悪な油脂・香料などによるアレルギー性接触皮膚炎が繰り返し起こることによって，顔面に黒褐色～黒紫色網状の色素沈着が生じる．

b. 発症様式による病型分類に基づいた臨床病型

通常の接触皮膚炎: 原因となる接触アレルゲンが接触した皮膚に生じる皮膚炎で，多くは急性ないし慢性の湿疹病変の形をとる．

接触皮膚炎症候群: 通常の接触皮膚炎に引き続き，接触部位の遠隔皮膚に中毒疹様の散布疹（一種のid疹）として発症するものである[9,10]．

全身性接触皮膚炎（一種の薬疹）: 非経皮的・経口的・経気道的に全身的にアレルゲンが吸収されて惹起される．接触アレルゲンを薬剤と置き換えれば，薬疹そのものであり，薬疹と同じような機序により引き起こされるとされている[10]．

c. 接触アレルギーの特殊型の臨床病型

光接触アレルギー: 光接触アレルギーの機序は，その感作とアレルギー反応の誘発に光線を必要とする以外は接触アレルギーの機序と基本的に同じで，その際，光線は光接触アレルゲンが自己の担体タンパク質と反応し完全アレルゲンの生成にかかわる．

金属アレルギー: 金属アレルギーは，金属が最小単位のハプテンとして通常の接触アレルゲンと同様に自己由来のタンパク質と反応して生成されるエピトープ（抗原決定基）に対する免疫反応がもたらす組織障害性の遅延型接触過敏症の1型である．

その他: 自己免疫疾患の発症においても接触アレルギーの関与が考えられている．

10.4.5 アレルギー性接触皮膚炎の治療

アレルギー性接触皮膚炎の治療は，第1に，病歴やパッチテスト結果などから，診断されるか疑われる接触アレルゲンを除去する．その際に原因物質だけでなく

それが含まれる他の製品も避けることが肝要であり，光接触アレルギー皮膚炎の場合は皮疹部への日光曝露を避けるよう指導する．第2に，接触皮膚炎患部を清潔にしてステロイド外用薬を塗布する．小水疱・水疱形成など症状が著しいときには，その上から刺激反応の抑制作用がある亜鉛華軟膏やアズレン含有軟膏を貼布する．第3に，止痒・消炎目的で抗ヒスタミン薬を投与する．第4に，重症の接触アレルギー性皮膚炎，特にこれを原発巣として生じた接触皮膚炎症候群の場合には，プレドニゾロン 20～30 mg/日内服またはベタメタゾン 4 mg/日点滴静注などのステロイドの全身投与が短期間必要になることがあり，症状軽快後にはこれを速やかに減量・中止する． 〔池澤善郎〕

文 献

1) 池澤善郎：アレルギー性接触皮膚炎．アトピー・アレルギー性疾患（最新内科学大系 23），pp. 361-371，中山書店，1992．
2) 池澤善郎：皮膚アレルギー．アレルギー性疾患．アレルギー・膠原病（図説病態内科講座 16，高久史麿監修），pp. 116-141，メジカルビュー社，1994．
3) 池澤善郎：接触皮膚炎．アレルギー疾患イラストレイテッド，pp. 89-95，メディカルレビュー社，1998．
4) 須貝哲郎：接触皮膚炎症候群．総合臨床，**52**(3)，477-479，2003．
5) 大砂博之・池澤善郎：接触皮膚炎症候群と全身性接触皮膚炎．皮膚アレルギーフロンティア，**2**(4)，217-220，2004．

11 食物アレルギー

11.1 小児食物アレルギーの診断と治療，予防

食物アレルギーとは「食物によって引き起こされる抗原特異的な免疫学的機序を介して生体にとって不利益な症状が惹起される現象」をいう[1]．

近年食物アレルギー患者は増加し，原因抗原も多様化している．食物アレルギーの診断と治療，特に治療管理は必ず専門の医師の指導によってなされるべきである．患者が独自に判断して進めることなどは絶対に避けるべきである．本節では小児を中心とした食物アレルギーの特徴，診断方法，治療および予防について概説する．

11.1.1 総論

我が国における食物アレルギーの有病率は乳児が約10％，3歳児が約5％，学童期では約2％と考えられている[2]．原因食物としては鶏卵（39％），牛乳（22％），小麦（12％）が3大原因抗原であり，以下，ピーナッツ，魚卵，果物類，甲殻類と続く[3]．乳幼児期に発症する食物アレルギーの主な抗原である鶏卵，牛乳，小麦は成長とともに自然に耐性獲得することが多く，3歳までに50％，学童までに80〜90％が寛解するといわれている[4]．その一方で，学童期以降に新規発症する食物アレルギーの原因として多い果物類，甲殻類などは，耐性獲得の可能性が低いとされている．

食物アレルギーの発症様式や原因抗原は年齢によって異なることが知られている（表11.1）．食物アレルギーの発症頻度が最も高いのは乳児期であり，その多くは乳児のアトピー性皮膚炎に合併して発症している．幼児期以降では花粉症に伴って発症する口腔アレルギー症候群，学童期以降では食物依存性運動誘発アナフィラキシーが認められるようになる．

食物アレルギーによる症状は様々である．即時型症状，口腔アレルギー症候群，

表 11.1 食物アレルギーの臨床型分類[1]

臨床型	発症年齢	頻度の高い食物	耐性獲得（寛解）	アナフィラキシーショックの可能性	食物アレルギーの機序
新生児・乳児消化管アレルギー	新生児期乳児期	牛乳（乳児用調製粉乳）	多くは寛解	(±)	主に非IgE依存性
食物アレルギーの関与する乳児アトピー性皮膚炎*	乳児期	鶏卵, 牛乳, 小麦, 大豆など	多くは寛解	(+)	主にIgE依存性
即時型症状（じんましん, アナフィラキシーなど）	乳児期〜成人期	乳児〜幼児期：鶏卵, 牛乳, 小麦, そば, 魚類, ピーナッツなど　学童〜成人期：甲殻類, 魚類, 小麦, 果物類, そば, ピーナッツなど	鶏卵, 牛乳, 小麦, 大豆などは寛解しやすい　その他は寛解しにくい	(++)	IgE依存性
特殊型　食物依存性運動誘発アナフィラキシー（FDEIA）	学童期〜成人期	小麦, 甲殻類など	寛解しにくい	(+++)	IgE依存性
特殊型　口腔アレルギー症候群（OAS）	幼児期〜成人期	果物類・野菜類など	寛解しにくい	(±)	IgE依存性

* 慢性の下痢などの消化器症状，低タンパク血症を合併する例もある．
すべての乳児アトピー性皮膚炎に食物が関与しているわけではない．

食物依存性運動誘発アナフィラキシーでは，図 11.1 に示す症状を認めることがあり，皮膚，消化器，呼吸器，全身症状に分類される．皮膚・粘膜症状は即時型症状の約 9 割で観察される．呼吸器症状の出現はアナフィラキシー（複数臓器に症状を認め，生命に危機を与え得る反応）へ進展する危険因子であり注意が必要である．一方，口腔アレルギー症候群は口の中がかゆい，イガイガするなどといった口腔咽頭粘膜に限局した症状を認めることが多い．

11.1.2 診 断

食物アレルギーの診断において最も大切なことは問診である．特に疑われる原因食物や摂取時の症状，時間経過，発症年齢，乳児期の栄養方法など詳細な問診を行う．問診で原因食物がはっきりしない場合，食物日誌を活用し，症状と食物の因果関係を観察する．

問診から食物アレルギーの関与が疑われる場合，スクリーニングとして血液学的検査（抗原特異的 IgE 抗体価），皮膚プリックテスト（SPT：skin prick test）

を行う．血液検査は血液中の抗原特異的IgE抗体を検出し，SPTは抗原に対する皮膚のマスト細胞の反応をみる．血液検査やSPTが陽性の場合，アレルゲンに対するIgE抗体の存在が明らかとなるが，食物アレルギー症状が出現することとは必ずしも一致しない．血液検査やSPTは補助的な検査であり，最終的な診断は食物経口負荷試験を必要とすることが多い．

食物経口負荷試験は①食物アレルギーの確定診断，②耐性獲得の診断，③リスクアセスメント（安全に摂取が可能な量を決定すること）を目的として行われる．方法としては，医師の観察下でアレルギーが疑われる食物を少量から一定の時間間隔で漸増しながら摂取し，症状の有無を確認する．症状出現時は，症状が出現した臓器や症状の程度にあわせて治療を行う．時に重篤な症状を認めることがあるため，専門の医師による緊急時の対応が十分可能な状況で行われるべきである．

11.1.3 治療・予防
a. アナフィラキシーへの対応（図11.1）

アレルギー症状の出現時には重症度を適宜評価し，適切なタイミングで治療を

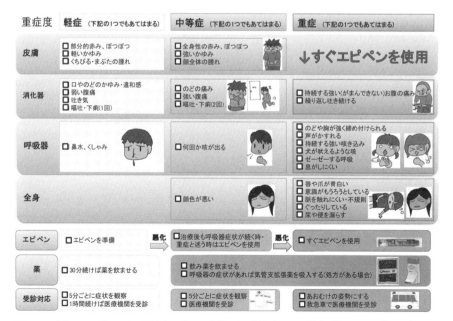

図11.1　食物アレルギーにより引き起こされる症状および重症度とその対応（柳田, 2014[5]）を一部改変）

行うことが重要である．軽症の症状が持続する場合や中等症の症状を認めた場合には抗ヒスタミン薬の内服を行い，呼吸器症状があれば気管支拡張薬の吸入を行う．治療後も中等症の症状が続く場合や重症の症状を認めた場合，アドレナリン（またはエピペン®；自己注射用アドレナリン）の筋注を行う．

b. 管 理

食物アレルギーの治療は「正しい診断に基づいた必要最小限の食物除去」が原則である[6]．前述のように乳児期に発症する食物アレルギーの多くは成長とともに耐性を獲得するため，「食べられるようになったか」を確認するため定期的に血液検査や食物経口負荷試験を行っていくことが望まれる．

食物アレルギーの管理として，除去しなければならない食物を決めるだけでなく，除去しながらも適切な栄養素を摂取し，生活の質が保たれるように配慮する必要がある．このため，医師による食物除去の指示だけでなく，栄養士による栄養指導をはじめとした総合的な食生活の支援をすることが大切である．また，診療時間内に医師と十分な話ができない場合もあるため，看護師や栄養士が患者家族の話に耳を傾け，患者との接点となって医師に必要な情報をフィードバックすることも重要である．

医薬品や市販されている一般用医薬品にも食物成分由来のアレルゲンが入っているものがあり，盲点となりやすい．例えば一部の吸入薬や注射薬には乳糖が含有されている．多くの牛乳アレルギー児は乳糖を安全に摂取できるが[7]，経気道的もしくは経静脈的に投与することは全身症状を誘発する可能性がある．このため，処方する医師が配慮するのは当然であるが，調剤薬局などでも薬剤アレルギーだけでなく，食物アレルギー既往を確認することが大切である．

このように食物アレルギー患者および家族が「健康的な・安心できる・楽しい食生活」を送ることができるよう医師とメディカルスタッフが協力して支援する必要がある．

食物アレルギーの発症予防のために妊娠中・授乳中に母親が食物除去を行うことは，欧米・我が国いずれの指針においても推奨されていない[8]．食物アレルギーの重症化を予防する観点では，乳児のアトピー性皮膚炎を疑うようなケースにスキンケア・外用療法を行っても再燃する場合には，食物アレルギーの関与を考えて早期に血液検査や食物経口負荷試験などの検査を行い，診断・対応することが大切である．

現在，食物アレルギーに対する自然寛解が得られない患者を対象にした経口免

疫療法（OIT：oral immunotherapy）の有効性が世界的に報告されている．OITとは，計画的プロトコルを用いて原因食物を経口摂取させ耐性獲得を誘導する治療法である．OITは研究的な段階であるため，一般診療としては推奨されない．今後，OITの機序や有効性などが明らかにされることが期待される．

　また近年，早期摂取による食物アレルギー発症予防効果が報告されており[9〜11]，今後さらなる検討が必要ではあるが，食物抗原への感作が成立している児に対してもできるだけ早期に原因抗原を導入することで，食物アレルギーの発症予防につながる可能性がある．　　　　　　　　　　〔竹井真理・岡田　悠・海老澤元宏〕

文　献

1) 厚生労働科学研究班による食物アレルギーの診療の手引き2014（研究代表者：海老澤元宏，http://www.foodallergy.jp/manual 2014.pdf）．
2) Ebisawa, M. et al.: Prevalence of allergic disease during first 7 years of life in Japan. *J. Allergy. Clin. Immunol.*, **125**, AB215, 2010.
3) 今井考成ほか：学校給食における食物アレルギーの実態．日本小児科学会雑誌，**109**，1117-1122，2005.
4) 池松かおりほか：乳児期発症食物アレルギーに関する検討（第2報）．アレルギー，**55**，533-541，2006.
5) 柳田紀之ほか：携帯用患者向けアレルギー症状の重症度評価と対応マニュアルの作成および評価．日本小児アレルギー学会誌，**28**，201-210，2014.
6) 厚生労働科学研究班による食物アレルギーの栄養指導の手引き2011（研究分担者：今井考成，http://foodallergy.jp/nutritionalmanual2011.pdf）．
7) 竹井真理ほか：牛乳アレルギー児に対する食品用乳糖の食物経口負荷試験の検討．日本小児アレルギー学会誌，**29**：649-654，2015.
8) 日本小児アレルギー学会食物アレルギー委員会（宇理須厚雄・近藤直実監修）：食物アレルギー診療ガイドライン2012，協和企画，2011.
9) Du Toit G, *et al.*: Randomized trial of peanut consumption in infants at risk for peanut allergy. *N. Engl. J. Med.*, **372**(9), 803-813, 2015.
10) Du Toit G, *et al.*: Effect of Avoidance on Peanut Allergy after Early Peanut Consumption. *N. Engl. J. Med.*, **374**(15), 1435-1443, 2016.
11) Perkin. MR., *et al.*: Randomized Trial of Introduction of Allergenic Foods in Breast-Fed Infants. *N. Engl. J. Med.*, **374**(18), 1733-1743, 2016.

11.2　成人食物アレルギーの診断と治療

　成人になってから発症する食物アレルギーは，乳幼児期に発症するそれと比べると，原因食物は異なり病態も多様性に富んでおり，その診断と治療，長期管理も専門医の指導のもと病態特異的に行う必要がある．

11.2.1 成人食物アレルギーの特徴：小児との比較
a. 原因食物の違い

国立病院機構相模原病院アレルギー科に2009～2011年の3年間に初診で受診した食物アレルギー患者153例（後述コラム3の加水分解コムギ含有石鹸による小麦アレルギー症例を除く症例）の原因食物の分布をみると（図11.2），最も頻度の高いのが果物・野菜（主にリンゴ，サクランボ，大豆，メロンなどによる口腔アレルギー症候群）で，全体の48%を占めていた．次に重要であったのが小麦(主に運動誘発アナフィラキシー)で全体の16%を占めていた．その他，甲殻類，スパイス，ナッツ，アニサキスなどの頻度が高かった．一方，小児の原因アレルゲンとして重要な鶏卵や乳は成人ではきわめてまれであった．

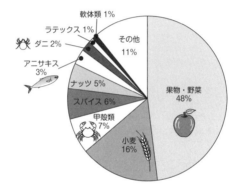

図11.2　成人食物アレルギーの原因食物の分布

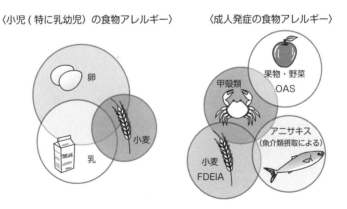

図11.3　成人食物アレルギーの多様性

また，小児では1人の患者が，例えば卵，乳製品，小麦のような，生物学的に近縁種ではない（交差反応性のない）多種の食物に同時にアレルギー反応を有することはしばしばあるが，成人の場合は1人の患者が，多種の果物に同時にアレルギーを有することはあっても，生物学的に近縁ではない（交差反応性のない）多種の異なった食物に同時にアレルギーを有していることは比較的少ない（図11.3）．例えば，小麦による食物依存性運動誘発アナフィラキシー（FDEIA：food-dependent exercise-induced anaphylaxis）と果物・野菜による口腔アレルギー症候群（OAS：oral allergy syndrome）はまったく別の病態であり，両者が高頻度に合併するわけではない．

b. 臨床症状の違い

小児発症食物アレルギーの代表的な臨床症状は，我が国の食物アレルギー診療の手引き[1]の分類（表11.1）でいえば，「即時型」となることが多い．一方，成人の食物アレルギーの臨床症状の特徴として，OAS，FDEIAのような，一般的な食物アレルギーの分類の中では「特殊型」とされるような臨床病型を取ることが多い．

c. 発症機序の違い

成人の場合は，鼻粘膜，気道粘膜，皮膚を介したアレルゲン感作ルート（腸管外感作型発症，詳しくは後述）や，食物以外のアレルゲン感作の交差反応による発症の頻度がかなり高い[2]．実際，図11.2の3年間の成人食物アレルギー症例においては，半数以上が「腸管外感作型発症型」と考えられる症例であった．

d. 成人食物アレルギーの多様性と病態理解のための3つの軸

このように成人の食物アレルギーは，①原因食物，②臨床病型，③発症機序が，小児に比して多様であり，個々の患者の病態を正確に把握するためには，これら3つの指標により病態を評価することが必要となる．この中でも特に③の発症機序の特定は重要である．腸管外感作型発症の食物アレルギーに関しては，感作ルートの特定の後，感作源の回避，遮断を行うことにより，食物アレルギーの予後が改善できる可能性が示されている．例えば，化粧品感作型の病態では，発症の原因となった化粧品の使用の中止により病態が改善できる可能性があるからである．また，花粉症が原因となる果物野菜アレルギーの場合は，花粉回避策も同時に重要である．

11.2.2 診断と治療：各論
a. 果物野菜アレルギー

花粉症の原因アレルゲンと極めて構造が類似したアレルゲンが果物・野菜の中にも存在する．したがって，花粉アレルギー患者の一部が，同時に果物・野菜の中の花粉アレルゲン類似の食物アレルゲンにも交差反応するようになり，食物アレルギーを発症するようになる．例をあげると，シラカンバやハンノキ花粉等の主要アレルゲンと類似したアレルゲンは，リンゴ，モモ，サクランボ，大豆の中にも存在し，これらの花粉症患者の一部は，これらを摂取したときに，口唇腫脹，咽頭のかゆみ，ひどい場合は喉頭浮腫，アナフィラキシーをきたすことがある（図11.4）．このような病態を花粉食物アレルギー症候群（Pollen-food allergy syndrome）と称する．診断は新鮮な果物・野菜を用いたプリックテスト（13.1節参照）で陽性所見を確認することにより行う．口腔に限局する症状であることも多く，診断のための経口負荷試験はあまり行われていない．花粉回避策も同時に重要となる．

b. 小麦依存性運動誘発アナフィラキシー（Wheat-dependent exercise-induced anaphylaxis）

小麦製品を食べるだけでは症状は出ないが，食べた後運動したときにのみアナフィラキシーが誘発されるという疾患概念である．しかしながら，食べるだけで

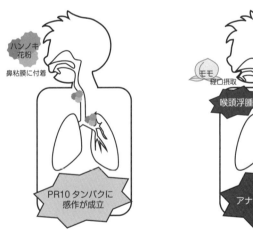

図11.4 成人のモモアレルギー（花粉食物アレルギー症候群）の発症機序

もアレルギー症状が誘発される患者も存在するので,小麦摂取回避指導は,患者ごとの重症度に合わせて行う必要がある.運動のみならず非ステロイド性抗炎症薬の内服も,食物アレルギーの症状惹起の誘因としてよく知られている.診断には血液特異的 IgE 抗体価検査で $\omega5$ グリアジンに陽性反応をきたすことが特徴的で,厳重な管理のもとで入院して経口負荷試験を行うこともよくある.

c. アニサキスアレルギー

アニサキスは胃アニサキス症を引き起こす魚介類の寄生虫として著名であるが,同時に食物アレルギー反応も引き起こす.青魚,イカなどのアニサキス寄生率の高い魚介類を摂取した直後から数時間後（稀に 6～8 時間後のこともある）に腹痛,下痢,蕁麻疹などのアレルギー症状を引き起こす.診断は,病歴聴取と,血液検査でアニサキス特異的 IgE 抗体価が高力価陽性であることを確認することにより行う.食事指導としては,アニサキス寄生率の高い魚介類の摂取回避を行う.

d. 職業性アレルゲンや化粧品添加物曝露による食物アレルギー

以前からラテックス製品による接触蕁麻疹患者に果物アレルギーが合併することも,ラテックス・フルーツ症候群としてよく知られている（13.1 節参照）.近年の天然素材ブームに伴い,工業的に加工された食物由来の添加成分が,化粧品,ヘアケア製品,石鹸などの日用品に頻繁に用いられるようになってきている.このような食物由来の添加成分も食物アレルギーの原因となり得る.特に最近では,加水分解小麦によるアレルギーが問題になっている.

〔福冨友馬〕

文 献

1) 厚生労働科学研究班による食物アレルギーの診療の手引き 2014（研究代表者：海老澤元宏,http://www.foodallergy.jp/manual2014.pdf）
2) Asero, R. and Antonicelli, L.: Does sensitization to foods in adults occur always in the gut? *Int. Arch. Allergy. Immunol.*, **154**, 6-14, 2011.

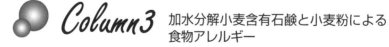

Column3 加水分解小麦含有石鹸と小麦粉による食物アレルギー

近年,"加水分解小麦"や"加水分解コラーゲン"などが,石鹸をはじめとしたヘアケア製品や基礎化粧品などに広く含まれている."加水分解物"とは,小麦などの天然のタンパク原料を酵素や酸,アルカリで分解,加工したもので,製品の保湿性を高め,使用感をよくするために化粧水や石鹸などに微量に含まれている成分である.我が国において,ある特定の加水分解コムギ末を含有した石鹸の使用者が,小麦摂取後に蕁麻疹,呼吸困難,アナフィラキシーショックなどの即時型アレルギーを発症するという事例が

2011年に爆発的に増えた[1,2].これは，"グルパール19S"という加水分解コムギ末を含む"(旧)茶のしずく石鹸"((株)悠香，福岡)で洗顔をすることによって，グルパール19Sが経皮・経粘膜的に吸収され，患者の体内にグルパール19Sに対する特異IgE抗体が産生され，この特異IgE抗体が経口的に摂取した小麦にも反応することになり，もともとは小麦アレルギーのなかった石鹸使用者にアナフィラキシーを含む小麦アレルギーが誘発されたものである．

問題となった"グルパール19S"を含む石鹸は2004年3月から2010年9月26日までに約4650万個が延べ466万9000人に販売された．これらの販売個数などの情報は本製品の販売が登録制であったため把握することが可能であった．この人数から予想すると，約10人に1人がこの石鹸を使用したということになる．

多くの症例で，小麦摂取後の著しい眼瞼腫脹と重篤な即時型アレルギー反応であるアナフィラキシー症状が誘発されていた．本疾患は従来の小麦依存性運動誘発アナフィラキシー(FDEIA)と類似する点が多いが，小麦摂取後の軽い運動もしくは運動をしなくても症状が誘発されていた点がFDEIAとは異なっていた．また，洗顔後の接触蕁麻疹と小麦アレルギーが共に誘発された症例がある一方，洗顔時の症状はなく小麦摂取後のみ症状が誘発された症例もあり，その臨床症状は多彩であった．洗顔でアナフィラキシーが誘発された症例はなかった．患者らは，その後小麦摂取が可能となってきているが，いまだ小麦摂取により症状が誘発される症例もあるため，今後も予後調査や治療法の確立は必要である．

現在，化粧品や医薬部外品(薬用化粧品)における製造販売前の化粧品成分の即時型アレルギー試験は必須項目には入っておらず，安全性を確保する市販前の試験法の標準化と，市販後においては化粧品による有害事象を早期に収集する情報共有システムの構築は急務といえる．今後，社会的な取り組みが進み，化粧品の安全性が確保されることを期待したい．

〔松永佳世子・矢上晶子〕

文　献

1) 松永佳世子：化粧品は安全か？一加水分解コムギ末含有石鹸によるコムギアレルギーに学ぶ一. Aesthetic Dermatology, **22**(3), 163-168, 2012.
2) 矢上晶子・松永佳世子：加水分解コムギ含有石鹸によるコムギアレルギーの疫学と社会的意義. アレルギー・免疫, **20**(2), 224-232, 2013.

11.3　自己管理のポイントー食物アレルギーの栄養食事指導ー

11.3.1　自己管理のための支援体制

食物アレルギー患者が安全に楽しく食生活を送るためには，患者自身が食生活の中で具体的に注意する点や工夫する点を知っておく必要がある．医師の診療を補う形で，食物アレルギー患者への栄養食事指導を行うことが管理栄養士に期待されている．

食物アレルギーがあると，家族と別々の献立を食べることを強いられる，食品を選択する際に原材料表示を気にかけなければならない，外食が自由にできな

い，保育所や学校などでの給食対応に満足していないなど，家庭内外で食生活のQOLが低下する[1]．また，除去食物の数が多くなるほど食生活の制限が増大する[1,2]．さらに，食物アレルギーと診断されてからの期間や患者の年齢によっても悩みの内容は異なる[2]．管理栄養士には，そのような食物アレルギー患者がおかれている背景を理解して患者を支援していくことが求められている．

食物アレルギーの栄養食事指導の基本となる考え方は，「医師の正しい診断に基づいた必要最小限の原因食物の除去」である．栄養食事指導を行う際には，まずは医師が患者に指導している内容（除去するべき原因食物，診断理由，食物除去の範囲，今後の見通しなど）をよく理解することが大切である．患者の年齢，重症度，すでに食物除去をしているか否か，過去に食物アレルギーの栄養食事指導を受けたことがあるか，などの背景も確認しておく．

11.3.2 栄養食事指導

栄養食事指導のポイントは主に「必要最小限の食物除去の考え方」「アレルゲン性について」「アレルギー物質を含む食品表示について」「代替栄養と代替食品」「誤食を防止するための注意点」の5点があげられる．

a. 必要最小限の食物除去の考え方

必要最小限の食物除去の考え方とは，
①食べると症状が誘発される食物だけを除去する．
②原因食物除去であっても，症状が誘発されない量までは食べることができる．
である．①については，表11.2を参考にしていただきたい．②に関しては，個人により状況が異なるため，食物経口負荷試験の結果などに基づいて主治医が解除を指示している量に基づいて指導する．牛乳と小麦を部分解除する場合の換算について表11.3に示す．

b. アレルゲン性について

食物アレルギーの原因となるものは，食物に含まれるタンパク質である．タンパク質には加熱により，アレルゲン性が低下しやすいものと低下しにくいものがある．牛乳，小麦などのタンパク質は，加熱によりアレルゲン性があまり変化しないため，表11.3に示すように，原因食物のタンパク質量から他の食品で食べられる量に換算しやすい．しかし，例えば鶏卵のタンパク質は加熱によりアレルゲン性が非常に低下しやすい特徴がある．したがって加熱鶏卵が食べられる場合でも，マヨネーズやアイスクリームなどに含まれる鶏卵は高温で加熱されていな

表 11.2 食物アレルギーの場合の食事（完全除去の場合）

a. 鶏卵アレルギー

① 食べられないもの

鶏卵と鶏卵を含む加工食品，その他の鳥の卵

鶏卵を含む加工食品の例：
マヨネーズ，練り製品（かまぼこ，はんぺんなど），肉類加工品（ハム，ウインナーなど）
調理パン，菓子パン，天ぷらやフライ，ハンバーグ
洋菓子類（クッキー，ケーキ，プリン，カスタードクリーム，アイスクリームなど）など

★基本的に除去する必要のないもの：
鶏肉，魚卵，卵殻カルシウム

② 鶏卵の調理上の特性と調理の工夫

- 肉料理のつなぎ
  片栗粉などのでんぷん，すりおろしたじゃが芋やれんこんをつなぎとして使う
- 揚げものの衣
  小麦粉や片栗粉などを水にといて衣として使う
- 洋菓子の材料
  ・プリンなどはゼラチンや寒天で固める
  ・ケーキなどは重曹やベーキングパウダーで膨らませる
- 料理の彩り
  カボチャやトウモロコシ，パプリカ，ターメリックなどの黄色の食材を使う

③ 鶏卵の主な栄養素と代替栄養

鶏卵M玉1個（約50 g）あたり タンパク質 6.2 g → 肉 薄切り2枚（30～40 g） / 魚 1/2切（30～40 g） / 豆腐（絹ごし）1/2丁（130 g）

b. 牛乳アレルギー

① 食べられないもの

牛乳と牛乳を含む加工食品

牛乳を含む加工食品の例：
ヨーグルト，チーズ，バター，生クリーム，全粉乳，脱脂粉乳，一般の調製粉乳，れん乳
乳酸菌飲料，はっ酵乳，アイスクリーム，パン，パン粉，カレーやシチューのルウ
洋菓子類（チョコレートなど），調味料の一部　など

★基本的に除去する必要のないもの：
牛肉，乳化剤，乳酸カルシウム，乳酸菌，カカオバター

② 牛乳の調理上の特性と調理の工夫

- ホワイトソースなどのクリーム系の料理
  ・すりおろしたじゃが芋，コーンをクリーム状にしたものを利用する
  ・植物油や乳不使用マーガリン，小麦粉や米粉，豆乳でルウをつくる
  ・市販のアレルギー用ルウを利用する
- 洋菓子の材料
  豆乳やココナッツミルク，アレルギー用ミルクで代用する

③ 牛乳の主な栄養素と代替栄養

普通牛乳 100 ml あたり カルシウム 113 mg → 豆乳 コップ2杯 / ひじき煮物 小鉢1杯 / アレルギー用ミルクコップ1杯

c. 小麦アレルギー

① 食べられないもの

小麦と小麦を含む加工食品
小麦粉（薄力粉，中力粉，強力粉），デュラムセモリナ小麦

小麦を含む加工食品の例：
パン，うどん，マカロニ，スパゲティ，中華麺，麩，餃子や春巻の皮
お好み焼き，天ぷら，とんかつなどの揚げもの，シチューやカレーのルウ　など

★基本的に除去する必要のないもの：
醤油，穀物酢，他の麦類（大麦，ライ麦，オーツ麦），麦芽糖

② 小麦の調理上の特性と調理の工夫

- ルウ
  米粉や片栗粉などのでんぷん，すりおろしたじゃが芋などで代用する
- 揚げものの衣
  コーンフレーク，米粉パンのパン粉や砕いた春雨で代用する
- パンやケーキの生地
  米粉や雑穀粉，芋類やおからなどを生地として代用する

③ 小麦の主な栄養素と代替栄養

食パン6枚切1枚あたり（薄力粉45 g相当/強力粉30 g相当）エネルギー 160 kcal → ごはん おにぎり中1個 1/2食分（40 g） / 乾麺 / さつまいも 中1本（120 g）

d. 大豆アレルギー

① 食べられないもの

大豆類と大豆を含む加工食品：
黄大豆（大豆もやしを含む），黒大豆（黒豆），青大豆（枝豆）

大豆を含む加工食品の例：
豆乳，豆腐，湯葉，厚揚げ，油揚げ，がんも，おから，きなこ，納豆，味噌*
大豆由来の乳化剤を使用した食品（菓子類，ドレッシングなど）など
*は除去する必要がない場合が多いので，主治医に相談しましょう

★基本的に除去する必要のないもの：
大豆油，小豆，えんどう豆（グリーンピース），いんげん豆（さやいんげん，煮豆）などその他の豆類
もやし（大豆もやし以外のもやし）

② 大豆の調理上の特性と調理の工夫

- 豆乳
  ライスミルク，アーモンドミルクを利用できる．

③ 大豆の主な栄養素と代替栄養

豆腐 1/2丁あたり（絹ごし 130 g）タンパク質 6.4 g カルシウム 56 mg → 鶏卵アレルギー，牛乳アレルギーの場合を参照

※厚生労働研究班による食物アレルギーの栄養指導の手引き 2011 を改変．

表 11.3　同じ量のタンパク質を含む食品の例（乳製品，小麦製品）

（医師から，牛乳 50 ml 相当，またはうどん 100 g 相当のタンパク質を含む食品を食べてよいと指示された患者に示す食品の量の例）

a. 牛乳 50 ml 相当の牛乳タンパク質を含む乳製品の量		b. うどん 100 g 相当の小麦タンパク質を含む小麦製品の量	
乳製品	量*	小麦製品	量*
牛乳 50 ml（＝牛乳タンパク質量 1.6 g）		うどん（ゆで）100 g（1/2 玉）（＝小麦タンパク質量 2.6 g）	
バター	265 g	薄力粉	33 g
ホイップクリーム	94 g	中力粉	29 g
乳酸菌飲料	135 ml	強力粉	22 g
ヨーグルト（全脂無糖）	44 g	食パン	28 g（6 枚切約 1/2 枚）
スライスチーズ	7.3 g（約 1/2 枚）	スパゲティ・マカロニ（乾）	20 g（1/5 人前）
パルメザンチーズ	3.6 g		

*量の換算は，「日本食品標準成分表 2010」に基づく．
上表は食物経口負荷試験の結果をもとに，医師が指示した"食べられる範囲"に基づいて，患者が安全に食品を選択するための例である．
この表をもとに，患者や保護者が過去に食べて症状が出なかった経験から，自身で"食べられる範囲"を推測して食べることは症状誘発の可能性があり危険である．
"食べられる範囲"は，食物経口負荷試験の結果から医師の指示に基づき考えることが必須である．
厚生労働科学研究班による食物アレルギーの栄養指導の手引き 2011[2])を改変．

いためアレルゲン性が高い状態であり，これらを食べると症状が出ることがある．このような調理によるアレルゲン性の変化についても患者に伝えておく必要がある．

c. アレルギー物質を含む食品表示について

食物アレルギー患者が食品を選ぶときに必ず確認をしなければならないのが食品の原材料表示である．容器包装された加工食品では，鶏卵，乳，小麦，えび，かに，落花生，そばの 7 品目（特定原材料）が，数 ppm（1/100 万）以上の濃度で含まれた場合には表示が義務となっている．それ以外の食品については表示の義務がないため，食品メーカーに問い合わせをして正確な原材料を確認する必要がある．一方，容器包装されていない食品（外食，スーパーマーケットなどで販売されている惣菜，屋台など）では特定原材料の 7 品目であっても表示義務はないため，店員から正確な原材料や，調理工程でのアレルゲンの混入有無などの情報を入手しなければ食べることはできない．食品表示についての情報は，消費者庁の web サイト[3])に詳しく記載されている．

d. 代替栄養と代替食品

食物アレルギーがある場合でも主食，主菜，副菜のバランスに留意して食事をしていれば栄養摂取状況に問題が生じる可能性は低い．ただし，牛乳アレルギー

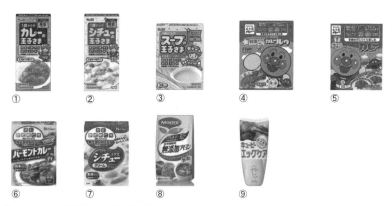

①カレーの王子さま顆粒／エスビー食品株式会社
②シチューの王子さま顆粒／エスビー食品株式会社
③スープの王子さま北海道コーンポタージュ／エスビー食品株式会社
④アンパンマン カレールゥ／株式会社永谷園
⑤アンパンマンミニパックカレー ポークあまくち／株式会社永谷園
⑥特定原材料7品目不使用バーモントカレー／ハウス食品株式会社
⑦特定原材料7品目不使用シチューミクス／ハウス食品株式会社
⑧マギー アレルギー特定原材料等27品目不使用 化学調味料無添加ブイヨン7本入り／ネスレ日本株式会社
⑨キユーピー エッグケア（卵不使用）／キユーピー株式会社

図11.5 鶏卵，牛乳，小麦を使用していない食品の例（2016年8月現在）
＊実際に利用する際にはその都度原材料表示を確認すること．

の場合には，カルシウムの摂取量が不足しがちになるため，小魚，大豆製品，緑黄色野菜などから積極的にカルシウムを摂取する必要がある．

食物アレルギーがあると調味料や加工食品の利用にも制限が生じるが，アレルギーに配慮された調味料や加工食品なども市販されているため，患者の除去食物に応じて利用できるものを提案する（図11.5）．

e. 誤食を防止するための注意点

誤食を防止するために，ゆで汁や揚げ油でもアレルゲンが混入する可能性があることを伝える．また，調理をする機会の多い母親だけでなく，患者に接する機会の多い周りの家族などにも原材料表示の見方などを共有しておくように促す．

〔林　典子〕

文　献

1) 林典子ほか：食物アレルギー児と非食物アレルギー児の食生活のQOL（Quality of life）比較調査．日本小児アレルギー学会誌，**23**(5)，643-650，2009．
2) 厚生労働科学研究班による食物アレルギーの栄養指導の手引き2011（研究分担者：今井孝成，http://foodallergy.jp/nutritionalmanual2011.pdf）
3) 消費者庁食品表示（http://www.caa.go.jp/foods/index8.html）

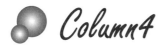
Column4　学校給食における食物アレルギー対応について

●**学校における食物アレルギーの現状**

　2012年に調布市の小学校で学校給食によるアナフィラキシー死亡事故が発生し，今まで以上に学校の食物アレルギーおよびアナフィラキシー対応の充実が求められている．

　そもそも児童生徒の食物アレルギーの有病率は4.5％，アナフィラキシーは0.48％にものぼる．またアドレナリン自己注射薬であるエピペン®を学校に持参しているのは2万3865人（0.26％）にも達する．つまり食物アレルギー患者は，今や学校に必ずおり，その頻度は1クラスに1人程度まで増加してきているのである．

●**学校給食における食物アレルギー対応**

　学校給食における食物アレルギー対応は大きく2つに分けられる．1つに安全な給食提供，そして誤食時の出現症状に対する対応である．文部科学省は学校における食物アレルギー対応の方向性を"アナフィラキシーを起こす可能性のある児童生徒でも他児と同じく給食を楽しめることを目指す"そして"学校での管理は「ガイドライン」（日本学校保健会）に基づき，医師の適切な診断による学校生活管理指導表の提出を必須にする"としている．特に対応を医師の診断に基づく点は，誤った判断による保護者の申告を抑え，本来対応するべき患児に対応できる状況をつくるという意味で重要である．なお，2014（平成26）年3月に文部科学省から「学校給食における食物アレルギー対応指針」が公表されており参考になる．これは文部科学省のホームページからダウンロードが可能である．

●**具体的な学校における食物アレルギー対応**

　安全な給食提供のために，第一に対象児童生徒を絞ること，そして事故予防のために対応を単純化することが重要である．対応の単純化とは，給食提供方法として代替食や段階的な除去食対応をするのではなく，原因食物を出す（解除）か，すべて出さない（完全除去）かの二者択一の対応をすることを指す．また混入（コンタミネーション）やヒューマンエラーの予防に注意を払う．

　誤食時の出現症状のために，すべての教職員が食物アレルギーはまれに死亡する可能性があることを認識し，万が一のタイミングを的確に判断し，適切にエピペン®の運用が行えるよう事前に準備をしておくことが重要である．緊急時対応は東京都が作成したマニュアル[1]に詳しく，また実用的である．

　そして上記の対応は特定の職種，特に学校栄養職員や養護教諭に任されることなく，学校長を責任者とした校内食物アレルギー対策検討会等を立ち上げて，学校全体で組織的にできるようになることが原則である．

〔今井孝成〕

文　献

1) 東京都：食物アレルギー緊急時対応マニュアル（http://www.metro.tokyo.jp/INET/OSHIRASE/2013/07/DATA/20n7o400.pdf，もしくは検索ワード　東京都，食物アレルギー，マニュアル）

12 薬物アレルギー

12.1 薬物アレルギーの発症機序，診断，予防，治療

12.1.1 分類と発症機序

薬理作用を期待して多種多様な薬物が臨床現場で使われているが，少数例において副作用を生じ得る．副作用は大まかに2つ(タイプAとタイプB)に分類され，タイプAは薬理作用から予知可能なものを指す[1,2]．

タイプAは多くの人に起こりうる副作用であり，具体的な例として，非ステロイド性抗炎症薬（NSAIDs）を投与すると解熱鎮痛効果が得られる一方で，胃粘膜における酵素シクロオキシゲナーゼ（COX）の抑制により，胃粘膜防御作用を有するプロスタグランジン（PG）の産生が減少し，胃潰瘍ができやすくなる副作用が知られている．また，抗菌薬を投与すると，腸内細菌叢が破壊されてバランスを崩し下痢を起こすという副作用も抗菌薬の薬理作用から予測することができる．

これに対し，タイプBは薬理作用から予知することができず，体質的に何らかの要因を有する少数の人においてのみ生ずる副作用を指す．タイプAよりも頻度は少ない．タイプBに含まれるものとして，不耐症，特異体質反応，免疫アレルギー反応があげられる．不耐症については，副作用の内容は薬理作用から予知できるものであるが，通常の投与量よりもはるかに少ない量で誘発される（例として，微量のアスピリンで耳鳴りが生ずるなど）．特異体質反応は，特定の薬物の代謝経路などの異常に起因して，通常では起こり得ないような副作用が生ずることを指す．

薬物アレルギーはタイプBに属しており，体内に入った薬物またはその代謝産物を抗原とし，特異的抗体または感作リンパ球により引き起こされる反応を指す．また，アレルギー機序とは異なるが類似の病像を示すもの（造影剤によるアナフィラキシーなど）も広い意味で薬物アレルギーに含めておくほうが対策や治

療の方針を立てやすい．

　薬物アレルギーの発症機序は他のアレルギー疾患と同様，ゲル-クームス分類に従いI型からIV型に分けられるが，典型例を除くと型が決まらないことも多い．入院を要するような比較的重篤な反応で最も例数が多いのは皮膚の副作用（次項で概説する）であるが，アレルギー内科医が扱う反応としてはアナフィラキシーが多い．特異的IgE抗体が関与して即時性の全身症状を引き起こすアナフィラキシーはI型に分類され，生命の危険をもたらす．我が国の近年のアナフィラキシー死亡者数（1年で約50～70人）の原因の内訳で最も多いものは薬物である．

12.1.2　診断から治療へ

　薬物アレルギーが診療において注意すべき対象となる状況は主に3種類ある．まず1つは，患者の問診の際にたまたま既往歴として話題に上る場面である．いつ，どの薬物によりどのような副作用が生じ，どのような検査で薬物が原因と確定し，どのような経過で治ったのか，そしてそれ以降にその薬物を回避したのか，再投与された際にどのような経過をたどったのかを聴取し，カルテに記録する．一般の成人を対象とした調査で約7%が何らかの薬物でアレルギー性の副作用を生じたことがあると回答している．

　2つめは薬物アレルギーの既往を理由に受診する場面であり，薬物を原因とするアレルギー症状の既往があるが，受診時には症状はなく，検査による原因薬の確定あるいは安全に使用可能な薬物について相談したいという状況である．「血液検査によって安全に使える薬と避けるべき薬を決めてほしい」という要望を外来でよく耳にするが，血液検査で安全性を判定することは不可能である．詳細に問診を行い，今後の方針決定に役立てる．

　3つめの場面としては，ちょうどアレルギー症状が出現している状況である．対応の原則は原因薬物投与中止と症状に応じた治療（対症療法）である．原因薬の特定は後回しとなるが，治療に差し支えない範囲で臨床検体採取や情報収集を行うことは有用である（例：アナフィラキシーの確認のためにできるだけ早い時点で血清を保管して，後日診断に有用な項目を測定する）．発熱や肺野の間質影といったような，原因が不明な状況で来院し，精査を進める過程で薬物アレルギーに思い当たり，診断が確定していくこともある．この場面においても病歴聴取が最重要であり，どのような既往疾患があってどの薬物を内服しているのか，そして日常的に摂取しているサプリメントや生活習慣を把握して記録しておくことが

大切である．この問診が不十分だと，薬物アレルギーの診断の遅れや判断の誤りが生じる．

血液検査で薬物アレルギーの診断が決まるわけではないので，薬物アレルギーの診断のために最も重要な情報は，問診に基づく正確な病歴である．上で述べたように副作用発現の時間経過の改善，投与中止後に改善したか，もし再投与されていたとすれば副作用の再現性の3つが要点である．以下で，特に臨床的に問題になる薬物別に特徴や予防，対策・治療を述べる．

12.1.3 抗菌薬

ペニシリン系抗菌薬はIgE依存性アナフィラキシーの原因薬物として世界的に有名であるが，日本では薬物使用実態を反映して，ペニシリン系に片寄ることはなくセフェム系，カルバペネム系，βラクタム系以外（キノロン系など）に分散する傾向がある．原因抗菌薬の長年の回避により過敏性が弱まる例が多いが，過敏性が持続したり再投与により過敏性を再び獲得したりすることもあるので，過去のアレルギー歴は重要である．過去にβラクタム系抗菌薬による即時型アレルギーの既往があれば，βラクタム系抗菌薬全部を避けるのが原則となる．どうしてもβラクタム系抗菌薬注射薬の使用が必要な場面では，βラクタム系の中でも，過去にアレルギー症状を生じた薬物とは別系統の薬物から選択し（例：ペニシリン系を避けてセフェム系やカルバペネム系から選ぶ），即時型皮膚反応が陰性であることを確認してから慎重に投与するというのが原則的な流れとなる．

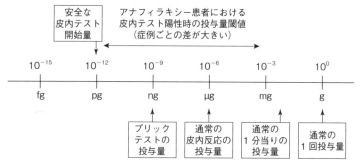

アナフィラキシー患者に対して皮内テストを絶対に安全に行うためには，皮内投与量としてpgオーダー（またはそれ以下）から開始して，徐々に増量する．原因薬物の種類や臨床経過から，開始時の量は適宜変更する．

図 12.1 注射用抗菌薬の通常の投与量とアレルギー検査での投与量の目安

実際に注射用抗菌薬を投与するときの量と，アナフィラキシーの既往を要する患者への安全なテスト量との間には1千倍とか1万倍ではなく，1億あるいは1京倍という極めて大きい差がある（図12.1）．したがって，アナフィラキシーの既往がある患者に対して少量をまず全身投与することは危険である．アレルギー専門医においては多段階に希釈して，最も低濃度の溶液からプリックテストを開始し，時間をかけて検査を行うことが必要となる．

12.1.4　放射線造影剤

造影剤が引き起こす重篤な全身性反応としてはアナフィラキシーが特に重要であるが率はかなり低く，おおむね数千回に1回の割合である．頻度が低いとはいっても，大病院における年間の検査数は数万件に達するので，アナフィラキシーは年に数件から10件以上も起こっている．造影剤によるアナフィラキシーの機序としては，IgEは関係なく，マスト細胞の直接刺激が関与するが，他に捕体活性化などの変化，血小板や血管内皮細胞の傷害も推定されている．アレルギー症状の既往があってもプリックテストあるいは皮内テストで証明することが難しい．

喘息患者においては，造影剤投与によってアナフィラキシー症状が生じると気道攣縮を起こし重症化するため，できるだけ造影を避けて他の検査を行うという方針がとられている．

造影剤で過敏症の既往やリスクがあるにもかかわらず代替検査がなく，どうしても造影を必要とする事態が実際に起こり得る．このような時は検査の前にステロイド薬や抗ヒスタミン薬を大量に投与して予防する方法が用いられている[3]．このような前投与によって発症が減少するが完璧な予防法ではないので，十分に患者の同意を得ておく必要があり，病院によっては，あらかじめ倫理委員会で対応方針を検討しておく必要がある．

12.1.5　局所麻酔薬

局所麻酔薬は医療処置でしばしば使われるが，歯科で特に頻繁に使われる．歯科では局所麻酔薬を注射投与された患者の2.5～10%が何らかの異常反応を呈するとの報告もあり，これほど多くの患者が「局所麻酔薬アレルギー」と扱われてしまうと以降の処置ができなくなったり，麻酔薬なしで治療を受けねばならなくなったりしてしまう．実際にはアレルギー反応はまれで，異常反応のほとんどは心因性や，添加されている血管収縮薬で生じたものであり，以後の再使用も問題

がないことが多い.

　局所麻酔薬の化学構造は，アミド型とエステル型に大別される．エステル型の麻酔薬間および，アミド型の麻酔薬の間でも交差反応が起こり得るが，アミド型とエステル型の間には交差反応はない．したがって代替薬を選ぶときは，アミド型を避けたいならエステル型麻酔薬，といったように別の型を選ぶのがよい.

　局所麻酔薬を投与されて直ちに気分不快が生じても皮疹は生じず，休んでいて自然に治まったのであれば，アレルギー反応ではないので安心してよい．念のため安全確認を簡便に行うのであれば，バイタルサインを確認しながら，皮膚テストを行った後に上腕皮下注を行うという段階的な安全確認法が用いられる[3]．

　以前には何度も安全に投与できた薬物であっても，次に投与する際には必ずしも安全ではない．アナフィラキシー発症時の対応を病院内でも話し合っておくと，いざ急なアレルギー症状が出現した際にも円滑に対応しやすい．患者自身も医療者に積極的に副作用を伝えるのが望ましく，薬物副作用歴，アレルギー歴を正確に知っておき，病院受診時や薬局では必ずお薬手帳を提示することが重要である.

12.2　薬物による皮膚アレルギーの診断，予防，治療

　薬物アレルギーの症状は全身に生ずることも（その中でも特に急性発症の重症型がアナフィラキシーである），いずれかの臓器に限定して生ずることもある．後者については，皮膚，肝臓，肺，腎臓，造血器など様々な臓器に多様な病変が生じるが，薬物アレルギーの症状として最も多いのが皮膚アレルギーである．薬物を原因として生ずる皮疹には数多くの種類があるが，ここでは代表的な病型をあげて特徴を述べる.

12.2.1　診　断

　前項と同様に詳細な問診により薬剤投与歴と皮膚症状の経過を把握することが重要である．皮膚の異常は患者本人が気付いて観察することが可能なため，皮疹が生じる直前の内服薬だけではなく食物，訪問場所などと結びつけて考えてしまいがちである．問診の際には医療者側では先入観を持たずに正確な情報を収集することが必要である．併存する感染症や生活習慣病などの慢性疾患の治療薬，健康食品，サプリメントにも注意を払う．薬物と皮疹の時間的経過を詳細に問診し，

薬剤内服から1時間以内（長くても2～3時間以内）に生ずる即時型反応と，数時間～数日してから発症する遅延型反応に大まかに分類する．

12.2.2　蕁麻疹

　薬物を内服して1時間以内に蕁麻疹が散在性に出現し，強い熱感とかゆみを伴うが，軽快すると色素沈着を残さずに消退する．これが皮膚にとどまらず全身諸臓器の異常を生ずるとアナフィラキシーに発展することがある．薬物に結合し得る特異的IgEが体内に存在する人が薬物を内服すると，吸収された薬物が全身に広がり，皮膚のマスト細胞上の特異的IgEに対し薬物が結合してIgE架橋が起こり，活性化マスト細胞からヒスタミンなどのメディエーターが遊離されて蕁麻疹が生じる．なお，蕁麻疹は薬物に限らず食物や刺激（皮膚を引っ掻く刺激など）でも起こり得るし，IgEがかかわる機序以外でも生ずることがあるので，必ず薬物が原因であるという先入観は禁物である．IgEがかかわる場合には即時型皮膚反応（プリックテスト，スクラッチテスト，皮内テスト）が有用であり，厳重な管理下で原因物質の溶液を用いて，15～20分間で誘発される膨疹と紅斑の径をmm単位で測定して判定する．皮膚アレルギーを起こす以前に何回か原因薬物を投与されているうちに感作が成立して特異的IgEが産生されるようになることが，アレルギー反応が生じる機序と考えられる．

12.2.3　接触皮膚炎

　ゲルとクームスのアレルギー分類ではIV型（遅延型）に分類される典型的な反応である．原因物質特異的なT細胞が体内で増えて感作が成立している人において，原因薬物に再び接触するとT細胞が刺激されて皮疹が生ずる．検査法としてはパッチテストが行われ，皮膚に48時間貼布し誘発される皮疹により判定する[4]．外用薬で接触皮膚炎が生ずる場合には外用部位に一致して生ずるのでわかりやすい．接触皮膚炎は外用ステロイド薬で治療を行う．原因薬物との接触を避けることが予防および治療の両面で重要であるが，表皮を通過した薬物が症状を起こしやすいという傾向は薬物全般に当てはまるので，保湿剤によるスキンケアを継続することも意味がある．

12.2.4　重症薬疹

　原因薬物の内服を始めてから1～2週間経過するうちに感作が成立して，細か

い丘疹や,紅斑がまず生ずるようになる.軽いものは原因薬物を中止することにより自然に軽快する.しかし,原因薬物を中止しても増悪が進行し,紅斑が拡大して痛みや熱感を伴い,全身の発熱も生じて一部に水疱も伴うようになるのが多型紅斑型薬疹である.これがさらに進行して眼や口腔などの粘膜異常も呈するようになるとスティーヴンス・ジョンソン症候群(SJS:Stevens-Johnson syndrome)であり,皮膚の異常がさらに進行し表皮壊死を生じたものが中毒性表皮壊死症(TEN:toxic epidermal necrolysis)と呼ばれる.SJSやTENは重症薬疹に属し,死に至ることがある疾患であるが,治療で軽快しても眼の粘膜病変の後遺症として失明することがあるので,要注意である.

また,独特な経過をとる重症皮疹として薬剤性過敏症症候群(DIHS:drug-induced hypersensitivity syndrome)も近年注目されている.この疾患は,日本の皮膚科医が病態解明に大きく貢献し,薬物アレルギーとウィルス再活性化が組み合わさって,長期化する病像を形成することが明らかとなっている[5,6).原因薬物としては抗けいれん薬(カルバマゼピンなど)やサルファ剤,尿酸合成阻害薬(アロプリノール),抗菌薬(ミノサイクリン塩酸塩)などに限定している点が特徴である.内服開始後3週間から3か月間ほど経過するうちに感作が成立して,内服を継続するうちに細かい紅斑が生じて広がっていくが,原因薬物を中止しても悪化が進行し,重症皮疹を呈する.皮疹が出始めてから2~3週間後にヒト6型ヘルペスウィルス(HHV6)が再活性化し,血液中にウィルスが検出されるようになり,白血球像ではウィルス感染でみられやすい異型リンパ球が増加する.なお,HHV6は乳児の突発性発疹の原因ウィルスであるが,その後は体内に潜伏していたものが,薬剤内服を契機に再活性化すると考えられている.

これらの重症薬疹は発症後速やかに皮膚科専門医の下での集中管理を要し,大量ステロイドや大量免疫グロブリン投与(TENのみ保険適用)などの強力な治療を必要とする.症状が改善してからも注意深い薬物量調節が必要であり,特にDIHSではステロイド減量を急ぎすぎると再燃をきたしやすい.これら重症薬疹においては,原因薬物は以後一切避ける必要があり,負荷試験も危険が大きいため,禁忌である.

蕁麻疹,接触皮膚炎,薬疹(特に重症薬疹)に絞って概説した.発疹が生じたときに原因として薬物の可能性を考えて問診することが重要である.発疹が広範であったり原因薬物を中止しても改善しない場合には速やかに皮膚科専門医に委

ねることが大切である. 〔山口正雄〕

文 献

1) 村中正治・山口正雄：薬物アレルギー. 臨床アレルギー学改訂第3版（宮本昭正監修）, pp. 410-423, 南江堂, 2007.
2) Rawlins, M. D. and Thompson, W.：Mechanisms of adverse drug reactions. *Textbook of Adverse Drug Reactions*（Davies, D. M. ed）, p. 18, Oxford University Press, 1991.
3) Çelik, G. *et al.*：*Drug allergy. Allergy：Principles and Practice. 8th ed.*（Adkinson, N. F. Jr *et al.* eds）, pp. 1274-1295, Mosby-Year Book, 2014.
4) 藤田浩之・相原道子：薬剤アレルギー検査. 皮膚臨床, **55**(12), 1522-1526, 2013.
5) 塩原哲夫：薬疹の発症機序と皮膚免疫. 医学のあゆみ, **242**(10), 805-810, 2012.
6) 塩原哲夫：皮膚アレルギー. *Medical Practice*, **31**(2), 287-290, 2014.

13 様々なアレルギー

13.1 ラテックスアレルギーとは―診断と予防，治療―

　ゴム手袋を装着すると手がかゆくなったり，ゴム風船を膨らませると口唇が腫脹したりする即時型アレルギーがある．これはラテックスアレルギーと呼ばれ，ゴム手袋やゴム風船に含まれる天然ゴムラテックスのタンパク質抗原と患者血液中に産生されたラテックス特異IgE抗体の抗原抗体反応により蕁麻疹や呼吸困難，アナフィラキシーショックなどが誘発される．ゴム製品の原料である天然ゴムラテックスは，東南アジア地域で栽培されている *Hevea brasiliensis*（パラゴムの木）の幹にらせん状の切り傷をつけることにより採取される樹液である．採取された樹液を加工・形成することにより，様々な製品がつくり出され，これらの最終製品に残留しているタンパク質成分がラテックスアレルギーの原因となる．

　ラテックスアレルギーに対する様々な対策が行われた結果，新規の患者は少なくなったが，現在でも天然ゴムラテックス製品による即時型アレルギーは報告されており，ラテックスアレルギー患者への医療施設での対策は引き続き必要である．

13.1.1 ラテックスアレルギーの臨床症状

　即時型アレルギー反応は，通常，天然ゴム製品に曝露されてから数分以内に始まり様々な症状を呈する．比較的穏やかな反応は接触した部位の皮膚の掻痒感や紅斑，蕁麻疹などである．より重篤な症例の場合は，鼻水やくしゃみ，眼の刺激，喉のかゆみ，そして喘息様症状（息苦しさ，咳，喘鳴など）といった呼吸器系の反応を伴う．症例によってはアナフィラキシーショックに発展し，呼吸困難，血圧低下がもたらされる．天然ゴム製品への接触を続けているとラテックス抗原に感作されるリスクが高くなる．天然ゴム製手袋やその他の天然ゴム製品を頻繁に使用する医療従事者，アトピー体質（アトピー性皮膚炎，アレルギー性気管支喘

息，アレルギー性鼻炎，アレルギー性結膜炎など）を有する者，二分脊椎症など先天的な機能障害があるために繰り返しの医療処置（手袋やカテーテルなどのラテックス製品が反復して用いられる）を必要とする患者，後天的な理由で医療処置を長期に渡って継続しなければならない患者はハイリスクグループとされる．

13.1.2 ラテックスアレルギーの主要抗原

天然ゴムラテックスには 250 種類以上のタンパク質抗原が含まれているが，そのうちの 15 種のタンパク質（Hev b 1～15）がラテックス主要アレルゲンとして正式に命名・登録されている[1]．天然ゴムを含むあらゆる製品がラテックスアレルギーの原因となり得るが，医療従事者においては日常的に使用するゴム手袋の装着が最大の要因であり，15 種類の主要抗原の中でも Hev b 5 もしくは 6.02（hevein）が原因抗原とされている．一方，二分脊椎症等の先天性疾患を有する患者においては天然ゴム製ラテックス手袋以外にも，反復した尿道カテーテルなどの医療用具の使用がラテックスアレルギーの主な原因となり，Hev b 1 または 3 が主要抗原とされる．

時にゴム手袋に付着しているパウダーによりかゆみが誘発される患者がいるが，パウダーはラテックスではなくコーンスターチでありアレルゲンになることはほとんどない．手術時に長時間ゴム手袋を装着すると，発汗により水溶性ラテックス抗原が溶出し，パウダーがその溶出した抗原を吸着する．その後，手袋を外す際にラテックス抗原を吸着したパウダーが空中に飛散し，これを患者もしくは医療従事者が鼻等から吸入することによってラテックスアレルゲンに曝露され感作もしくは症状が誘発される．またこの抗原を吸着したパウダーが，ラテックスアレルゲンに対する感作の成立を促進するアジュバント（抗原性増強剤，アレルゲンに対する免疫応答を増強する物質）として作用する可能性も指摘されている[2]．

13.1.3 天然ゴムラテックスを含む製品

特に医療現場における天然ゴム製ラテックス製品として，血圧測定用のカフ，聴診器，使い捨ての天然ゴム製手袋，経口・経鼻の吸引管，気管チューブ，止血帯，シリンジ，静脈留置カテーテル類，電極パッドなどがあげられる．ただし，1999（平成 11）年 3 月の医薬品等安全性情報 153 号により，天然ゴムを使用している医療用具について添付文書等が改訂された．その結果現在では，天然ゴムを使用

している医療用具について，天然ゴムを使用していることおよびアレルギー症状を生じる可能性が記載されている．また，医療用具についてはラテックスアレルギーガイドラインに詳細が記載されているので参照されたい[3]．事前に，使用する可能性のある医療用具については天然ゴムラテックスの有無を確認しておくとよい．

13.1.4　ラテックスアレルギーの診断

「ゴム手袋をはめると手がかゆくなる」と訴える医療従事者は少なくないが，実際の罹患率は比較的低い．"ラテックスアレルギー"と診断されれば，患者は，職場や自身が受ける手術の際，または食生活（ラテックス・フルーツ症候群については後述する）において生涯にわたりラテックス製品の回避または注意が必要となる．そのため，臨床症状のみで安易に"ラテックスアレルギー"と診断することは避け，正しく診断し，適切な生活指導を行うことが大切である．

以下に，具体的な検査方法を述べる．

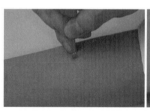

プリックテスト
アレルゲンを皮膚に一滴おとし，注射針等で静かにさす．

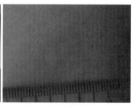

プリックテストの判定
15分後に膨疹の直径mm（最長径とその中点に垂直な径の平均値）を測定する．

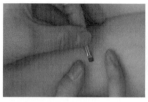

スクラッチテスト
皮膚に線状の傷をつけ（約5mm），アレルゲンを載せて，15分後に判定する

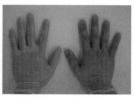

使用テスト（誘発テスト）
プリックテストやスクラッチテストが陰性の場合に行う．

図 13.1　皮膚テスト

①**問診**： 検査に先立ち，原因検索に役立つ情報を得るため患者に詳しく病歴を尋ねる（ゴム製品による症状，職業，アトピー素因の有無，花粉症，果物アレルギーの有無など）．

②**皮膚テスト（プリックテスト，スクラッチテスト，使用テスト）**[4]： プリックテストは水溶性抗原に高い感度を示し，ショックの危険性は皮内テストに比べて低い．そのため食物や新鮮な果物，薬剤，天然ゴムなどを安全に検査することができる（図13.1）．プリックテストが陰性の場合には，より危険性の高い，スクラッチテスト，使用テストを行う．血液検査によりラテックス抗原特異IgE抗体，およびヘベイン（Hev b 6.02）特異IgE抗体が測定でき，参考となる．

③**ラテックスアレルギーの診断**： 臨床症状と皮膚テストが陽性の場合をラテックスアレルギーと確定診断する．

13.1.5 ラテックス・フルーツ症候群

ラテックスアレルギーの患者の3～5割[5]は，クリやバナナ，アボカド，キウイといった植物性食品を摂取した際に，アナフィラキシー，気管支喘息様症状，蕁麻疹，口腔アレルギー症状などの即時型アレルギー反応を経験する．この現象は特に，「ラテックス・フルーツ症候群」と呼ばれる．ラテックス・フルーツ症候群は，果物や野菜に含まれる抗原とラテックス抗原との交叉反応性に起因している．クリ，バナナなどの食品はラテックスタンパクと部分的に類似した抗原構造を有しているため，ラテックス特異的IgE抗体の一部がこれらの抗原に対しても結合しアレルギー反応を呈する．ラテックス・フルーツ症候群でも重篤な症状が誘発されることがあるため，ラテックスアレルギー患者は，ラテックス製品と同様に交叉反応を引き起こしやすい果物については長期にわたり回避する必要がある．比較的重症な症状が誘発されるため注意が必要な果物として，バナナ，キウイ，アボカド，クリがあげられる．

13.1.6 ラテックスアレルギー患者への治療

一般的なアナフィラキシーへの治療であるため本節では省略するが，重症度の高い患者に対してはアナフィラキシー補助治療剤であるエピペン®（マイラン製薬，アドレナリンまたはエピネフリン）を診断時に処方する．エピペン®は資格を持つ医師しか処方できないため，アレルギーもしくは皮膚科の専門医に処方を依頼する．

13.1.7 ラテックスアレルギーの予防[6]
a. すべての患者に対して
ラテックスアレルギー患者には,天然ゴム製品に接触するような環境を徹底的に避け,受診医療機関においては必ずラテックスアレルギーであることを申し出るように指導する.即時型アレルギーの場合,抗原への曝露を回避すると,患者に誘発される反応が時間とともに軽減する傾向があることが知られている.しかしながら,アレルギー疾患が完治したわけではないため,このことを患者によく説明し,長期にわたる注意や抗原回避が重要であることを伝える.

b. 医療従事者に対して
患者が医療従事者の場合には天然ゴムを含まない代替品を使用する.筆者らの施設では,パウダーフリーラテックス手袋,ビニール手袋を処置室に常備し医療従事者が使い分けられるようにしている.パウダーフリーラテックス手袋は,パウダーが塗布されている手袋に比べて溶出するタンパク質量が少ないため多くの施設で使用されているが,ラテックスアレルギー患者は,ラテックスフリー手袋を使用すべきである.

新規のラテックスアレルギー患者は減ってきているが,医療施設では個々の医療用具のラテックス含有の有無や患者への実際の対応などが依然として課題となっている.継続した対策が必要な疾患の1つとして取り組んでいただきたい.

〔矢上晶子・松永佳世子〕

文　献

1) WHO/IUIS Allergen Nomenclature (http://www.allergen.org/search.php?allergensource : Hevea tbrasiliensis)
2) Nettis, E. *et al*. : Type I latex allergy in health care workers with latex-induced contact urticaria syndrome : a follow-up study. *Allergy*, **59**, 718-723, 2004.
3) 赤澤　晃監修,日本ラテックスアレルギー研究会/ラテックスアレルギー安全対策ガイドライン作成委員会:ラテックスアレルギー安全対策ガイドライン2013―化学物質による遅延型アレルギーを含むー,協和企画,2013.
4) 松永佳世子:プリックテストのすすめ.日本臨床皮膚科医学会雑誌,**63**, 54-58, 2000.
5) Wagner, S. and Breiteneder, H. : The latex-fruit syndrome. Biochem. *Soc. Trans.*, **30**, 935-940, 2002.
6) 松永佳世子編:ラテックスアレルギーのすべて(Visual Dermatology 別冊),秀潤社,pp.58-87, 2007.

13.2 職業性アレルギー疾患とは―職場環境で起こるアレルギー疾患―

職業性アレルギー疾患は，職場で使用される特定の物質によるアレルギー的機序により引き起こされる疾患である．欧米ではその重要性から，各国で職業性アレルギー疾患に関するガイドラインが刊行されている．我が国でも，2013年に職業性アレルギー疾患の診療を多面的に支援する目的で，「職業性アレルギー疾患診療ガイドライン2013」が初めて刊行され，2016年には第2版が出版された[1]．このガイドラインに即して主に職業性喘息を解説する．

13.2.1 職業性喘息

a. 職業性喘息の問題点

職場で原因物質に濃厚に長期間曝露されるため，難治化・重症化しやすく，時に離職も余儀なくされ，患者にとって経済的・社会的にも大変深刻な問題である．また，最近の治療の進歩により症状の軽快が容易となったため，原因追及がおろそかになり，職業性喘息が見過ごされている可能性も高い．職業性喘息を早期に発見し，適切な予防対策を講じることは，治療のみならず経済・社会生活にも極めて重要である．

b. 歴　史

職業性喘息の我が国最初の症例報告は，関東大震災直後の復興のために大量の米杉（Western Red Cedar）が輸入され，これを扱う建具職人に発症した米杉喘

表13.1 特定職業における職業性喘息の頻度

職　業	発症頻度（％）	国
コンニャク製粉業者	5	日本
養蚕従事者	9	日本
イチゴ栽培（ビニールハウス栽培者）	4.6	日本
しいたけ栽培（きのこ小屋栽培者）	5	日本
クリーニング業	25	スペイン
花屋従業員	14.1	アメリカ
ラテックス使用（手袋など）医療従事者	7.1	イタリア
ペンキ塗り職人（イソシアネート）	7.1	イタリア
スーパーマーケット菓子職人	9	イギリス
ラット（動物実験従事者）	4.4	フランス

職業性アレルギー疾患診療ガイドライン2013[1] およびMapp, 2005[6] より引用改変．

息であり，1926年に発表された[2]．その後同様の報告が相次ぎ，米杉の使用が中止され発症もなくなった[3]．1966年にIgEが発見され，免疫学的視点から職業性喘息を捉えられるようになった．その最初の例が，1951年に発見されたコンニャク喘息であった．その後1953年まぶし喘息，1966年ホヤ喘息，家蚕リン毛喘息，1970年そば喘息，1985年しいたけ喘息，1989年イソシアネート喘息などが発見され，対策が講じられてきた[4]．

表13.2 職業性喘息を引き起こす吸入物質

		抗原物質	職業
I 植物抗原	1）穀粉など	そば粉	そば屋，そば製麺販売
		コンニャク粉	コンニャク製造業
		小麦粉，大麦粉，米ぬか	製パン，製菓業，製麺業，精米業
		コーヒー，ココア	これらの豆を扱う業者
	2）木材粉塵	米マツ，ヒノキ，米スギ，ラワン	大工，米杉製材業，ラワン製材業
		センゴンラウト，ホワイトアッシュ，リョウブ，ケヤキ，クワ，ナーラ，ホウ，カリン，キリ	家具職人，大工
	3）花粉	イチゴ，ピーマン，ブドウ，モモ，キク，ブドウ	ハウス内栽培者
		リンゴ，ナシ	人工授粉をする人
	4）胞子・その他	しいたけ，ナメコ	ハウス内栽培者
II 動物抗原	1）昆虫	熟蚕尿，蛾の鱗毛	養蚕業者
	2）哺乳・鳥類・魚類	マウス，ラット，モルモット	研究者
		イヌ，ネコ，その他ペットの皮屑	動物病院従業者，ペット店従業者
		鶏糞，鶏の羽毛	養鶏業者
		羊毛	繊維業者
		イワシ粉塵	いりこ乾燥業者
	3）その他	ホヤ	カキの打ち子，真珠養殖業者
III 無機物・薬物	1）薬の粉	ジアスターゼ，チラジンイソニアジド，ペニシリン，パンクレアチン	薬剤師，製薬業者
	2）化学物質・金属	ニッケル，コバルト，クロム，タングステン	メッキ工，超合金製材，セメント工場従業員
		染料	染料工場従業員
		イソシアネート	ウレタンホーム製作，塗装業
	3）その他	ラテックス（手袋など）	医療従事者，印刷業者
		パーマ液	美容師
		酵素洗剤	クリーニング業
		食品添加物	食品添加物を扱う業者

c. 職業性喘息の疫学

職業性喘息は，職場での曝露物質に対し，IgE を介したアレルギー学的機序で発症した喘息を指す．すでに他の要因で発症している喘息が，職場環境で吸入される刺激物で悪化する場合は，もとの喘息を十分治療し，職場環境の改善により今の仕事が続けられるので，職業性喘息とは呼ばない[5]．

特定職業集団での発症頻度を表 13.1 に示す[1,6]．

d. 原因物質

今まで報告された主な原因物質の一部を表 13.2 に示す．産業の発展とともにその原因物質は複雑化し，従来，植物・動物性の高分子量抗原が主体であったが，最近は無機物，薬物などの低分子量抗原も増加している．現在も新しい物質が原因アレルゲンとして次々発見されている．

e. リスク因子

職場での抗原曝露量，アトピー，喫煙，遺伝などがリスク因子である．

f. 職業性喘息の診断・検査

疑うことが最も重要で，患者も職業が原因と気づかないことも多い．通常アレルギー性鼻炎や結膜炎が先行し，その後1年以内に喘息が発症しやすい[5]．

診断では，作業日に症状が強く，長い週末やバケーションのときに症状が軽快することがポイントである．診断方法は，ピークフローを毎日記録するのが有効

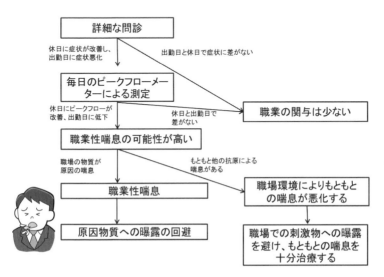

図 13.2　職業性喘息の診断の流れ

で，仕事日と休日で，1日に4回ピークフローを測ることによりほぼ正確に診断できる[7]．原因物質の決定に，特異的IgE抗体の検出を試みる．ただ無機物や低分子物質の場合，特異的IgE抗体があまり検出されないので同定は難しい．確定診断は，原因物質の吸入誘発試験であるが危険を伴うので，他の方法で診断がつかない場合にのみ専門病院で実施される．診断の流れを図13.2に示す．

g. 治療

①原因物質からの回避： 配置換えや，作業環境の改善により原因物質からの回避が強く推奨される．マスク，保護衣の着用や，保護具の使用などで曝露を可能な限り少なくする．

②薬物療法： 通常の喘息治療を十分に行うことが必須である．

③特異的免疫療法（減感作療法）： 特異的免疫療法は，唯一治癒が期待される治療法である．動物や植物などの高分子量の抗原では，約70％の有効率がある．化学物質，低分子物質の場合は，その毒性や有効性から推奨できない．

h. 予後

発症後に原因物質から回避すると，はじめの2年間に最も高率な改善がみられるが，70％の患者で症状も気道過敏性も，かなりの期間持続する．気道過敏性は，約2年以上は正常化しないので，回避後2年以上は経過観察が必要である．正常に回復する指標は，職業性喘息と診断されたときに，正常の肺機能をもつ，診断前の有症状期間が短い，曝露を避けるまでの有症状期間が短いことである[8]．

i. 予防

職業性喘息の発生率は，環境整備により劇的に低下する．1つの職業性アレルギー性呼吸器疾患が発見された場合は，他のアレルギー性疾患も，その集団で発症している可能性が高いので調査が必要である．

13.2.2 職業性アレルギー性鼻炎

我が国の職業性アレルギー性鼻炎の有病率は，アレルギー性鼻炎患者の0.6〜3.0％と推定されている[1]．主な原因抗原は，実験動物，ハウス栽培や受粉作業に用いる花粉が代表的である．その他，製パン業での小麦粉，木材加工業での木材粉塵などもある．化学物質ではイソシアネートが代表的である．治療の原則は抗原回避と薬物治療である．

13.2.3 職業性アレルギー性皮膚疾患

職業と密接に関連した皮膚疾患を職業性皮膚疾患と呼称する．原因となる物質は化学物質が多い．職業性皮膚疾患中でアレルギー性疾患は，職業性接触皮膚炎と職業性接触蕁麻疹がある[1]．職業性接触皮膚炎は，俗にいうかぶれであり，職業性皮膚疾患の90%に上り，うち約60%がアレルギー性で，34%が刺激性である．原因物質として，職業性接触皮膚炎では，金属，樹脂，ゴムなど多くの物質がある．職業性接触蕁麻疹は，主に食物，植物，動物などのタンパク質が直接皮膚に接触して発症する[1]．

13.2.4 過敏性肺炎

農夫肺やチーズ洗い人肺など職業名がついているように，職業と密接に関連して発症するアレルギー疾患である．

技術革新により新物質は次々と現れ，職場環境も急速に変化しているため，常に新しい職業性アレルギー疾患が発症する可能性がある．職業性アレルギー疾患は，患者にとって，社会・経済的問題にまで発展する疾患であるので，日常，その発症を念頭に置き対策を立てることが重要である． 〔土橋邦生〕

文献

1) 日本職業・環境アレルギー学会ガイドライン専門部会編：職業性アレルギー疾患診療ガイドライン 2016, 協和企画, 2016.
2) 関 覚二郎：米国産杉材工作が因をなせる喘息発作. 日本内科学会雑誌, **13**, 884-888, 1926.
3) 職業アレルギー研究会編：職業アレルギー, 文永堂, 1983.
4) 職業アレルギー研究会編：職業性喘息, 朝倉書店, 1973.
5) Tarlo, S. M., *et al.*: Diagnosis and management of work-related asthma: American College Of Chest Physicians Consensus Statement. *Chest*, **134**(3 Suppl), 1S-41S, 2008.
6) Mapp, C. E. *et al.*: Occupational asthma. *Am. J. Respir. Crit. Care. Med.*, **172**, 280-305, 2005.
7) Leroyer, C. *et al.*: Comparison of serial monitoring of peak expiratory flow and FEV1 in the diagnosis of occupational asthma. *Am. J. Respir. Crit. Care. Med.*, **158**, 827-832, 1998.
8) Nicholson, P. J. *et al.*: Evidence based guidelines for the prevention, identification, and management of occupational asthma. *Occup. Environ. Med.*, **62**, 290-299, 2005.
9) 土橋邦生：職業性アレルギー. 総合アレルギー学改定2版（福田 健編）, pp.631-638, 南山堂, 2010.

13.3 アレルギー疾患と心身医療－アレルギーと心の問題－

アレルギー疾患に対する心理的因子の関与については古くより記載があり，す

でに 2000 年余りも前にヒポクラテスは，喘息発作の出現に怒りや敵意などの感情が関与し得ることを指摘していた．近年では精神分析学者のアレキサンダー (Franz Alexander, 1891〜1964) が心理的因子を強く受ける 7 つの代表的疾患をあげており，その中にアレルギー性疾患として喘息とアトピー性皮膚炎が入っている．このように以前よりアレルギー疾患に心理的因子が強く関与していることが指摘されている．

さらに，最近の疫学的および実験的臨床研究によって，心理的ストレスによって生じた不安，抑うつ，怒り，悲しみ，暗示等の情動刺激は神経系，内分泌系を介して気管支喘息，アトピー性皮膚炎，アレルギー性鼻炎等のアレルギー疾患の発症や経過に影響を及ぼしていることが明らかになっている．また，基礎的実験によって，神経線維と肥満細胞の連絡，アレルギー反応の条件付け，アレルギー反応での神経ペプチド・グルココルチコイドの役割などが，心身相関の機序として具体的に解明されてきている．

13.3.1 臨床研究

アレルギー反応の心身相関について検討した臨床研究では，バラの花粉で喘息発作が起こるという婦人が造花のバラでも発作を起こしたことから，暗示または条件付けによっても喘息発作が出現することが報告されている[1]．また，喘息発作のきっかけとして風邪，気象の変化に次いで心理的ストレスがあげられている．さらに，うつ病や精神的な問題があると喘息のコントロール不良や頻回の救急受診になりやすいことが報告されている．

アトピー性皮膚炎と心理的ストレスとの関係については，1/2〜2/3 の症例で心理的ストレスが主たる増悪因子であったとする報告がある．精神的不安はかゆみを起こす血中のヒスタミンを上昇させる．アトピー性皮膚炎では，皮膚の搔痒感などの不快感に加え顔面を含む皮膚の露出部に病変が出現するために，患者はより一層精神的に不安定となり，満足のいく社会生活や対人関係を保持していく上で重大な障害となる場合も少なくない．アトピー性皮膚炎患者は，内面に問題を抱えていることが多く，治療にあたっては，適切な身体治療に加え，患者の心理面にも配慮した治療が必要である．蕁麻疹でも同じように不安や暗示等の精神状態が，発症や経過に関係することがわかっている．

アレルギー性鼻炎についても花粉によって誘発される鼻症状が心理的な葛藤が加わると増悪することが報告されている．また，アレルギー性鼻炎の発症または

再発の諸条件についてみると，風邪，疲労，睡眠不足などの身体的因子，および季節の変わり目，気温の変化などの外界的因子もあげられるが，焦燥，不満，心配，不安，緊張などの心理的条件も無視することができないといわれている．

13.3.2　アレルギー性疾患の心身医学的側面の特徴[2)]
アレルギー性疾患と心理学的側面については3つのカテゴリーにまとめられる．これら3つのカテゴリーは相互に無関係でなく，しばしば相互に関連し合っている．

①ストレスによりアレルギー性疾患が発症，再燃，悪化，持続する症例（狭義の心身症）

心理社会的ストレスがアレルギー性疾患の悪化因子あるいは発症因子の1つとなっている場合である．この場合，生活上の変化（出産，結婚，離婚，転居，就職，転職，進学，近親者の病気や死など）や日常生活のストレス（家庭，職場，学校での対人関係の問題，持続的な勉学や仕事の負担など）が疾患の発症や再燃に先行してみられる．また心理状態（不安，緊張，怒り，抑うつなど）と症状の増減との間に密接な相関が認められる．

②アレルギー性疾患に起因する不適応を引き起こしている症例

アレルギー性疾患でも特に，気管支喘息，アトピー性皮膚炎では，慢性再発性に経過し改善の見通しが立ちにくいことが少なくなく，しばしば治療にかかる肉体的，精神的，時間的，経済的負担が大きい．それらによって，患者に著しい心理的苦痛や社会的，職業的機能の障害が生じ，心身医学的な治療の対象となる場合がある．症状として，睡眠障害，対人関係障害，社会的状況の回避や引きこもり，学業や仕事の業績の低下，抑うつ気分，不安などがみられる．

③アレルギー性疾患の治療・管理への不適応を引き起こしている症例

心理社会的要因によって医師の処方や指導の遵守不良などが引き起こされ，アレルギー性疾患に対する適切な身体的治療や管理を行うことが妨げられ，治療や経過は著しい影響を受ける．症状として，ステロイド治療をはじめとした薬物や処置に対する不合理な不安・恐怖，症状のコントロールに対しての無力感，医療あるいは医療従事者に対する強い不信感などを認める．これらによって，治療の遅れや不適切な自己管理の危険がある．

13.3.3 アレルギーと心理的因子

一般にストレスをストレスとして認知せず，あたかも何事もなかったかのようにふるまうような，ストレスに対して適切に対処できていない患者に重症化・難治化がみられやすく，全身性ステロイド薬の離脱が困難になる場合が少なくない．心理的因子は，体質的基盤の上に症状を形成する因子として重要な役割を担っている．その関与の仕方としては，準備因子，誘発因子，持続増悪因子の3通りに分けられる．

準備因子：　それのみではアレルギー発症には至らないが，その上に様々な誘発因子が加わることでアレルギー疾患を引き起こすような身体的条件（発症準備状態）をつくり出す因子である．準備因子としては，不安や怒りなどの情動または愛情や依存といった欲求を抑圧した状態，自分の感情に気づかなかったり，言葉で表現できない状態（失感情症），あるいは自己主張ができず周囲の期待に必要以上に応えようとする過剰適応パターンがあげられる．

誘発因子：　発症準備状態ができあがった上に加わることで，アレルギー疾患を発症させるような因子である．これには，不安，怒り，悲しみといった情動があげられる．

持続増悪因子：　不安や抑うつなどの2次的な感情を引き起こし，その感情に伴う身体的変化がアレルギー症状を悪化させるという悪循環を生み出す因子をいう．

13.3.4 アレルギー疾患の心身医学的治療[3]

日本アレルギー学会からアレルギー疾患の診断・治療ガイドラインが出版されている．アレルゲンの回避，薬物療法，減感作療法，などの治療法が患者の病気の重症度に応じて組み合わせて行われるが，心身医学的治療についても以下のように述べられている．

心理的因子の関与が大きい患者の治療においては，心身医学的治療が必要である．面接を中心とした心理療法，自律訓練法，認知行動療法，家族療法などがなされる．

ところで，面接は受容，共感，支持が基本であり，面接によって悲しみや怒りの感情が発散され，心身相関への気づきが深まり，対人関係や日常生活の問題点が明らかにされる．不安やうつを伴っている場合，抗不安薬や抗うつ薬を併用すると有効な場合がある．現在，最も多く使用されているベンゾジアゼピン系抗

不安薬は，抗不安作用に加えて鎮静，筋弛緩作用をもっている．したがって，呼吸抑制作用と筋弛緩作用は，低換気による炭酸ガスの蓄積を助長するために，喘息の大発作や増悪時には使用しない．抗うつ薬は，選択的セロトニン再取り込み阻害薬（SSRI：selective serotonin reuptake inhibitors）やセロトニン・ノルアドレナリン再取り込み阻害薬（SNRI：serotonin & norepinephrine reuptake inhibitors）などが推奨されている．これらの治療はアレルギーの治療と同時に行う必要がある．精神面の改善とともにアレルギー症状の改善がみられる．

　現実のストレスが強い場合には，家庭や職場の環境調整や生活指導を行い，リラックス方法として自律訓練法などを指導し，習得してもらう．患者のパーソナリティの問題のほうが大きい場合には，心身医学を専門とする医師に紹介するか，心理療法士や精神科医とのチームアプローチを行う．

13.3.5　心理医学的治療の意義

　心理（こころ）がアレルギー疾患の病態に関与していることが多くみられる．アレルギー疾患の治療においては，身体的治療に加え，不安，抑うつ，悲しみ，怒り等の精神状態に対する対処が重要である．このことについては近年のアレルギー疾患治療ガイドラインにも取り上げられている．通常の標準的治療を行っても症状が改善しないときは日常生活のあり方や対人関係についての心理的側面を考慮する必要がある．心身両面から病態を把握し，各人に応じた適切な治療を行うことにより症状の改善につながる．　　　　　　　　　　　　　　〔久保千春〕

文　献

1) Mackenzi, J. N.: The production of the so-called "rose cold" by means of an artificial rose. *Am. J. Med. Sci.*, **91**, 45-57, 1886.
2) 久保千春：第13章アレルギー疾患と心の問題．臨床医のためのアレルギー診療ガイドブック（責任編集西間三馨・秋山一男，一般社団法人日本アレルギー学会編），pp.514-517，診断と治療社，2012.
3) 久保千春：心身医学．喘息予防・管理ガイドライン2012（日本アレルギー学会喘息ガイドライン専門部会監修），pp.246-248，協和企画，2012.

Column 5　アレルギーに関しての新しい治療法開発の現状
―炎症の下流から上流へ―

　アレルギー疾患の新しい治療戦略として，アレルギー性炎症細胞を活性化するサイトカインと呼ばれる分子を標的とした臨床試験が喘息を中心に進行している．

　喘息病態の基本的メカニズムとしては（図），まず，ダニ等のアレルゲンを樹状細胞（a）が貪食し，免疫の司令塔であるヘルパーT細胞を，未分化のTh0（b）から，Th1，Th2（c），Th17などに分化させる．アレルギーで重要なTh2（c）は，IL-5やIL-13などのサイトカインを分泌する．IL-5は好酸球（d）の最強の活性化因子であり，その顆粒は細胞傷害性が強く，気道上皮を損傷，気道過敏性を惹起し，喘息病態を直接形成する．抗IL-5抗体であるmepolizumabは，好酸球が多い喘息の増悪を減少させ，経口ステロイド薬の減量効果がある．IL-4やIL-13はB細胞（e）からのIgE産生を促進するが，IL-13はさらに気道リモデリングと呼ばれる難治化因子の形成に関与する．抗IL-13抗体であるlebrikuzumabは，呼吸機能を改善し，その受容体抗体であるdupilumabはアトピー性皮膚炎にも有効である．IL-5やIL-13は，抗原提示の過程なしに分化し得るナチュラルヘルパー細胞，あるいはILC2（f：innate lymphoid cells-2）からも産生されることが明らかとなり，量的にも重要な分子である可能性がある．

　好酸球やマスト細胞（g）は，病態を直接引き起こすエフェクター細胞であり，病態の下流に位置するが，より上流のTh2分化を抑制する戦略も検討されている．Th2分化を抑制する細菌成分CpGDNAの投与，樹状細胞によるTh2分化を促進するTSLPの阻害，Th2選択的な受容体であるCRTH2の阻害が検討され，初期段階の臨床試験で有効とされているが，今後の検討がさらに必要である．

　これらの分子標的薬は，標的分子が病態に関与している患者に限定して有効である．喀痰中や血中の好酸球数，IL-13によって生体内で分泌が増加するペリオスチン等，有効性予測のためのバイオマーカーの確立も，個別化医療の実現のためには非常に重要である．

〔長瀬洋之〕

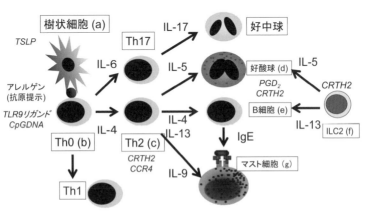

図　喘息病態の基本メカニズム

14 患者さんの立場から
―国・地方自治体，医療関係者，周囲の方々への希望―

14.1 小児患者の立場から

14.1.1 適切な医療，学校・園・行政によるサポート

NPO法人アレルギーを考える母の会（以下「母の会」と記す）は，適切な医療にめぐり会えず，周囲の理解を得られず孤立して苦しんでいる子ども（保護者）を守り，健康を回復してもらうために，①一人を大切に，共感と励ましを送り，適切な医療や学校・園，行政によるサポートへの橋渡しを行う相談活動，②羅針盤となる「治療ガイドライン」をともに学び，自ら治療に取り組むアドヒアランスを育て，自己管理を可能にする講演会・学習懇談会活動，そして，③建設的な提案と具体的な協力を惜しまず，専門医などの協力を得て，アレルギー患者を支える社会のしくみづくりを行政などに働きかける調査・提言などのアドボカシー活動（患者の権利を守る活動）を続けている．

14.1.2 適切な医療に出会えず，翻弄されている患者

慢性疾患であるアレルギー疾患は，適切な医療が提供されることが土台となり，自己管理に取り組むアドヒアランスと，子どもたちが多くの時間を過ごす学校や保育所などでの，正しい病態理解に基づく支援が揃って，症状のない普通の生活を目指すことができる．

ところが「母の会」がこれまでに出会ってきた方たちを通して，実は多くの患児（者）が基本となる適切な医療に出会えず，翻弄されていることがわかる．例えば食物アレルギーでは，いまだに血液検査結果だけでたくさんの食物除去を指導されている．そうした状態で学校や保育所などでの支援を求めても，施設側の理解不足も重なって，適切な対応がとられないことが多く，途方に暮れ追い詰められた患児や保護者が「母の会」を訪れてくる．

年間400人近くから寄せられる相談の中には，医療不信や薬不信から自ら声を

図 14.1 翻弄されている患者

上げられない人もいて，相談は患者の来し方を傾聴することから始まる．適切な治療と納得できる説明に出会えないことが不信を増幅している．そんな保護者と向き合うときは，徹底してこれまでの苦労に耳を傾け，労をねぎらう．不信を少しずつ解きほぐし適切な医療に向き合えるようになることが出発点になる（図14.1）．

14.1.3 学校や保育所などで安心して過ごす取り組み

最近ではアレルギーの子どもたちが学校や保育所などで安心して過ごすための取り組みをどう実現するかも大きなテーマとなっている．背景には，医療の課題に加え，最近10年余りで進展した施策に学校や保育などの現場が追いついていない現実があると思われる．とりわけ食物アレルギーへの対応が課題となってい

表14.1 アレルギーに関連する施策の進展

2005（平成17）年3月	食物・薬物アレルギーにエピペン®の適用拡大
4月	食物アレルギーによるアナフィラキシー学校対応マニュアル
2008（平成20）年3月	学校のアレルギー疾患に対する取り組みガイドライン ・教職員全員の共通理解に基づく取り組み ・緊急時には教職員もエピペン®を打つことが可能に
2009（平成21）年3月	救急救命士もエピペン®を打つことが可能に
7月	学校と救急隊の事前の連携を促す通知
2011（平成23）年3月	保育所におけるアレルギー対応ガイドライン
9月	エピペン®に保険適用
10月	保育所と救急隊の連携を促す通知
2014（平成26）年6月	アレルギー疾患対策基本法が成立
2015（平成27）年3月	学校給食における食物アレルギー対応指針

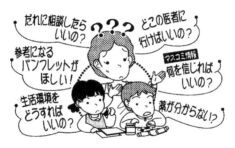

る．

　2005（平成17）年3月，アドレナリン自己注射薬「エピペン®」（エピネフリン，以下エピペン®と記す）が食物・薬物アレルギーに適用拡大されたことを受け，学校や保育所に子どもたちがエピペン®を持っていくようになった．2008（平成20）年3月には，文部科学省が監修した「学校のアレルギー疾患に対する取り組みガイドライン」が全国の学校や幼稚園に配布され，取り組みが促された．保育所における対応も，遅れること3年，2011（平成23）年3月に厚生労働省が「保育所におけるアレルギー対応ガイドライン」を公表したことで新たな段階を迎えた．学校については，2015（平成27）年3月，「学校給食における食物アレルギー対応指針」（文部科学省）も作定された（表14.1）．

14.1.4　教職員全員の共通理解に基づく取り組み

　先の2つの「ガイドライン」では，教職員全員の共通理解に基づいて取り組みを進めることや，食物アレルギーで重篤な症状を発症した時には，教職員もエピペン®を打てることが明記された．施策の進展に合わせるように，エピペン®の保険適用が2011年9月に実現している．

　「母の会」に寄せられる相談からは，そうした施策の進展や「ガイドライン」に基づく取り組みが，学校や保育所などの現場で定着していない現実が垣間見える．「食物アレルギーの対応をお願いしたら『特別支援学校にいったら』と言われた」「毎年のように担任が代わる．そのたびに対応が振り出しに戻ってしまう」「臨任の養護教諭が，『自己注射？　そんな危険な物を持ってきてはいけない』と取りつく島もなく預かりを拒否された」「エピペン®を持っていることを学校に伝えたら，『何があっても学校の責任を問わない』という念書を要求された」「ナッツだけ除去の小学2年生．多品目除去の児童が転校してきたのを機に，校長の指示で同じ多品目除去の給食を食べることになり，理不尽に思い不登校になってしまった」「自然教室に，『1人だけ特別扱いできない』と，暗に参加しないよう求められた」「アナフィラキシー症状があり，エピペン®を持っていると言ったら市内すべての保育所で受け入れを拒否された」など，困り果てた保護者からの相談は減る気配がない．

14.1.5　専門医などによる研修会

　「母の会」はそうしたひとつひとつの相談に，当事者と学校・保育所などとの"橋

渡し"役となって，取り組みを進めてもらう手助けをしている．どんな時でも大切なのは，「対応してくれないことを責めるのではなく，なぜ対応できないのか，まず相手の立場で考えてみる」ことと感じている．共通理解を広げる活動として，行政などと連携し，小児アレルギーの専門医などを講師に行う研修会の開催に取り組んでいる．

「母の会」は 2009（平成 21）年度から 5 年間，神奈川県との協働事業として，「アレルギー児を学校・園，救急隊との連携で支える研修事業」を行った．国などの施策の進展に合わせて参加職種も当初の学校教職員から保育所職員，救急救命士など消防関係者，学童の担当者などに拡大し，多くの関係者の取り組みに役立つことを目指してきた．

14.1.6 医師の過剰，曖昧な指示に対する困惑（アンケート）

事業では毎年，参加者にアンケートに回答してもらい，その中から学校や保育所などでの対応を進める上での課題も浮かび上がっている．例えば，最終年度となった 2013（平成 25）年度の結果から，アレルギー対応の前提となる医師の指示について，学校で「医師の指示が曖昧」21%，「医師の指示が過剰」4%，保育所で「医師の指示が曖昧」28%，「医師の指示が過剰」9% と，学校で回答者 4 人に 1 人，保育所で 3 人に 1 人以上が，医師の指示が曖昧または過剰と感じていた（図 14.2）．このことは同年度に文部科学省が行った調査でも，「食物アレルギー

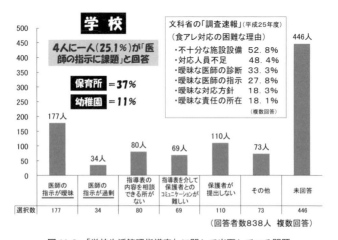

図 14.2 「学校生活管理指導表」に関して当面している問題

対応の困難な理由」として,「曖昧な医師の診断」33.3%,「曖昧な医師の指示」27.8%と報告[1]され, 同じ傾向を示していた.

　また教職員のエピペン®使用に際しての不安について, 最も多かったのは「注射のタイミング」で, 学校で回答者の78%, 保育所で同71%, 幼稚園で同72%にのぼった. 教職員によるエピペン®使用については,「注射のタイミング」の理解を深め周知する研修などの取り組みがより重要になると思われる.

14.1.7　メディカルスタッフのかかわり

　繰り返しになるが慢性疾患であるアレルギー疾患は, 適切な医療と自己管理に取り組むアドヒアランス, 子どもたちが多くの時間を過ごす学校や保育所などでの, 正しい病気の理解に基づいた支援が揃って, 症状のない普通の生活を目指すことができる. そこでは医師だけでなく, 多くのメディカルスタッフのかかわりが重要になってくると思われる.　　　　　　　　　　　　　　　〔園部まり子〕

文　献
1) 文部科学省「今後の学校給食における食物アレルギー対応について（最終報告）」, 平成26年3月.

14.2　成人患者の立場から

14.2.1　すべてが自己の選択・責任

　アレルギーについての医学的な話は十分に理解されていることを前提に, ここでは成人のアレルギー性疾患患者の心情や環境について述べる. 筆者は30数年の患者歴があり, 所属の患者会は任意の団体期間も含めると25年の歴史がある. 設立から今日まで多少なりとも会とかかわってきた経験から成人アレルギー患者の話をしたい.

　小児と成人の違いは何か？　病理的な違いは重複するのでさておき, 明らかに違う点は, 小児患者は保護者から生計や病状などすべて管理保護されるが, 成人の患者はそのすべてが自己管理であり自己責任であることだ. その違いは大きく, 成人患者は治療や生活はもとより, 世帯の中心であれば家族の生計や生活維持, 就労者であれば労務への責任, 地域社会での社会的な責任がある. さらに年金生活者では支給金の中から出す各種の公的保険料や生活維持費に加え, 治療費用を捻出するため, 負担は重い.

14.2.2 成人患者の問題点

疾患の自覚欠如と自己管理のできにくい理由として，一様ではないが世代別に個々の問題点の代表的なものを以下にあげてみる．

20代～30代　羞恥心・劣等感・差別感から人に知られたくない：　疾患を認めない，自己管理認識が薄く，疾患を隠す．

30代～60代　時間の制約で通院困難・会社に秘密（就労の不安）：　子育て・社会生活での中心的役割を担い，時間的に定期通院が困難，また周囲への責任感と劣等感から疾患を隠す．

60代～　収入の減少から医療費の捻出が困難：　年金が主収入の家計では，年金の減額に加え増税や様々な生活費増から医療費の捻出が困難である．

成人患者の問題点は複雑で，疾患同様，患者の生活環境，疾患への自覚の程度，心理状態，経済状況など個々に異なる．患者は疾患の理解から始まり，治療の選択（どのような医療機関を受診するか），自宅での療養実践，社会（会社）との融合まですべて患者自身の判断で実行することになる．

14.2.3 成人患者を囲む環境の問題点

1980年代のガイドラインのない対症療法時代には，アレルギー疾患である喘息(ぜんそく)患者に過剰な就労による過労死が多発し，労災認定による企業への行政指導などの注意喚起があった．近年には，ガイドラインによる標準治療が全国的に普及した効果から「喘息では死なない」といった安易な風潮がある．慢性疾患の治療を通院のしにくさや治療費の負担から怠り，急性期のみ急患としての受診でしのぐ患者は，慢性疾患の自覚に乏しく，定期通院をしないことは疾患の難治化・重症化への道だということを知る必要がある．

14.2.4 自分のアレルギー疾患を自覚する

どのような疾患にもいえることだが，自分の疾患を正確に理解することが大切である．患者の中には急性疾患と慢性疾患の違いがよくわからない方も少なくない．喘息を例にとってみると，喘息発作状態で苦しいとき，投薬により改善する・治癒したと勘違いすることであり，30数年前の筆者である．これではどのような名医を受診しようと「馬の耳に念仏」といえる．筆者が自覚するきっかけは，主治医からの「喘息は慢性疾患で完治は難しい，上手につき合っていく方法を覚えることが大切，治療は自分の欠点を補足する化粧のようなものと思えば？」と

の言葉で，それをきっかけに患者会に入会，医療関係者の助言と，自分なりの管理方法を覚えた．例えば，初診のときや困って売薬を購入しに行ったときなどに，医療関係者から受ける疾患についての正確な情報や指導は，その後の患者の治療姿勢を決める大切なものであり，患者自身にとっても，医療関係者にとっても重要な自己管理へのタイミング（転換点）である．

14.2.5 患者教育のタイミング

患者教育というと大変なイメージがあるが，情報の伝達と考えるとよい．以下に患者教育の方法とそのタイミングを提案する．
①学校での保健授業
②初診のときの疾患に関する初歩的な資料の配布
③慢性化した疾患には，治療や自己管理に関する資料等の配布
④治療の進捗状況にあわせた正確な資料の配布とそれらの資料を教本にした勉強会や相談会の実施

14.2.6 患者は疾患に負けない心をもつ

アレルギー性疾患には，アトピー性皮膚炎，アレルギー性鼻炎，花粉症，成人の食物アレルギー，喘息，シックハウス症候群，金属アレルギー，日光アレルギー，化学物質アレルギーなど，生活様式や環境の変化から様々なものが存在する．原因不明や理解されないアレルギーをもつ患者は，周囲から神経質な人，変な人，苦情の多い人等マイナスなイメージを持たれがちであり，患者は患者を囲む社会の無理解に孤立し，精神的に強いストレスを感じている．そのストレスは患者のQOLを阻害し，かつ疾患を悪化させる要因にもなっている．患者を孤立させないことは治療姿勢の改善や心の安定にも重要なことだと思われる．孤立感からの解消には，医療関係者の励ましの言葉や，同じ疾患をもつ患者との交流をすることで癒される事例もあり，正しい情報発信をしている患者会への紹介も孤立を防ぐ方法であろう．

14.2.7 患者が医療関係者の方に求めること

医療者との会話においては，患者は緊張しながら話をしている．医療関係者は以下のことに注意をしながら診察に当たっていただきたい．
①患者の問いには，よく話を聞き，患者の理解できる説明と笑顔で対応してほ

しい

②個々の環境を理解し，仕事等の悩みや不安の解消に適切な助言をしてほしい（同病の患者会などを利用することも視野に入れる）

③患者のよき理解者として，継続した患者教育を行ってほしい（アクションプラン，スキンケア，吸入指導，エピペン®指導等々）

④医療者からの患者の努力への励ましの一言は，良薬に勝る力がある

14.2.8 患者が周囲の方々に求めること

アレルギー性疾患は見える疾患が多いが（アトピー性皮膚炎や鼻炎や喘息など），他の方にうつる疾患ではないことを理解し，偏見なく見守っていただきたい．

①患者が疾患と闘える心のケアはとても大切（患者の心境をご自身の身に置き換えて理解してほしい）

②患者も健常者と変わらぬ生活がしたい，就労し買物や外食や旅行にも過敏にならずに行きたいと思う．いま少し患者と家族の心理に配慮の学習をしてほしい

14.2.9 患者が心がけたいこと「自己疾患の責任者は自分」

疾患と向き合い，すべての要件を決めるのは患者本人である．受診時に患者が心がけたいポイントを下に記す．医師との意思の疎通は大切であり，よい関係の維持には，自身も賢い患者になる努力が必要である．

受診準備　①専門医の受診ができる医療機関を検索する
　　　　　②病歴と自覚症状は大切な情報（5W1H，愚痴はダメ）
受診のとき　③気持ちよく挨拶をする
　　　　　④自分の伝えたいことは（特に不安なこと）メモして準備
　　　　　⑤大事なことはメモをとって確認を（思い込み等の防止）
　　　　　⑥これからの見通しを聞く（自分の病をよく理解する）
　　　　　⑦理解や納得ができないときは，何度でも質問を（質問は叱られない）
再診のとき　⑧前回との変化を伝える（具体的な変化をメモして再診）
　　　　　⑨医療にも不確実なことや限界があることを理解する
最後に　　⑩治療方針の最終決定はあなた（あなたの命を大切に）

病診連携をよく理解し，急性期には基幹病院，病状が安定したら通院しやすい地域のクリニックへ転院をし，定期受診をする．

14.2.10　患者と法律，行政へのかかわり

増え続ける国民病ともいえるアレルギー性疾患は，未解決な問題が多い．2014（平成26）年6月に成立したアレルギー疾患対策基本法は，推進協議会で検討を重ね2016年12月に基本指針案がまとまった．今法律の成立から基本指針のまとめあげまでご尽力された関係者に深く感謝し，本法律が患者のQOLの向上につながること，そして今後も小児・成人の患者の声が反映されていくことを期待する．

成人患者のもつ問題は多種多様である．以下，患者個人の努力では補えない点を提起したい．

a.　成人患者の悩みに国政でなければできないこと

専門医からの適切な治療が受けられず，重症・難治化する患者が多いことから，厚生労働省の指針案では，高度な医療と先進的な治療の研究をする中核医療機関として，国立成育医療センターと国立病院機構相模原病院を位置づけた．地域ごとに専門性の高い医療機関を配置する方向で専門医の育成を担い，拠点病院とかかりつけ医の連携協力体制も整備するとあり，全国どこでもガイドラインに沿った治療を受けることが可能となった．

しかし成人患者は1人が複数のアレルギー疾患を併せもつことが多く，複数の診療科を受診する結果，時間と医療費の負担が重く軽症の疾患については治療を断念することも多い．これらの状況から，今一歩進めると，総合的なアレルギー科の新設が望ましく，またアレルギー疾患全般の診断・治療のできる専門医育成ができればさらに望ましい．

成人の食物アレルギー患者は年々増加傾向にあり完全な治癒が非常に困難であるため，生涯，食品表示を頼りに食物を探すことになるが，現在，食品の表示方法は複雑で理解しにくい．患者の高齢化もあり，簡潔な統一表示方法の検討が望まれる．

アレルギー疾患は慢性疾患であり，重症化・難治化し長期にわたるため，患者の医療費負担は大きなものとなる．特に疾患の重なりやすい年金受給の高齢患者の中には治療を断念して難治化してしまう患者もあり，年金生活者への医療費補助の新設などの検討が必要である．

b.　患者の生活向上に直結の地方行政に望むこと

町役場・市役所・区役所は患者にとって身近な行政機関であり，良き理解者であり相談相手であってほしい．市民が疾患，病状について気軽に相談できる，地

域医療相談課のような総合的な相談窓口などの設置が望ましい.

　一般の市民にとって医療費等の助成制度は複雑で利用が難しい場合がある．窓口で制度利用の説明や申請許可が受けられるとよい．また，検索手段をもたない患者にとって，身近での適切な医療機関探しは至難の案件である．病診連携の推進と簡潔な医療機関選択閲覧システムの構築と窓口での容易な利用が望ましい．

　さらに身近な行政の役割として，地域の患者の孤立を防止することも求められる．患者と患者を囲む市民のアレルギー性疾患教育を目的に，正確な情報の啓発資料による学習会を医療関係者とともに患者が参加しやすい日程・会場で実施することは患者の孤立防止に深く寄与すると考える．　　　　　　〔北島芳枝〕

あとがき

　今や国民病ともいわれるアレルギー疾患への取り組みが，2014年の「アレルギー疾患対策基本法」の成立により本格的になされようとしている．そのような背景の中で，正しいアレルギーに関する知識あるいは情報を広く伝える書物の必要性は高いと考えられる．すなわち，「専門家ではないけれどある程度の専門知識を必要としている指導的立場にある方々」に確かな知識や情報をわかりやすくお届けすること，また，患者さんや患者さんのご家族に適切な知識と情報が伝達されること，さらには一般国民の方々にもアレルギー疾患についての情報源となることなどを期待して本書は企画されたものである．

　自己管理の重要性の一方で，アレルギーの診断と治療，特に治療管理については必ず専門の医師の指導によってなされるべきなのはいうまでもない．しかし，患者さんに接するメディカルスタッフ，治療を受ける患者さんとその家族，そして社会におけるアレルギー疾患への理解を深めることは，適切な治療の実行と成功に欠かせない要素である．本書は，各診療科でアレルギー疾患のエキスパートとして活躍されている専門家に，メディカルスタッフを中心的な読者対象としながらも，患者さんや患者さんのご家族を含めた一般読者の方々にもわかりやすいよう配慮し，ご執筆いただいたものである．

　企画の立ち上げの段階から中心となって取りまとめ牽引してくださった秋山一男先生は2014年11月，急逝された．慈愛にあふれ皆から慕われるお人柄で日本のアレルギー疾患治療を強く推し進めておられた先生にとって，志半ばで現場から去らなければならないことはどれだけ無念であられただろう．我々をはじめ，かかわっておられた方々の喪失感はいかばかりであったことか．我が国の医療にとっての損失としても計り知れないものがある．

　亡き秋山先生の御遺志を継ぐべく執筆・編集を進め，当初より時間がかかってしまったが，ここに本書は完成した．本書が我が国のアレルギー疾患への対応の一助となることを願ってやまない．

2017年1月

大田　健・近藤直実

索引

欧文

ABPA 61
ABPM 61
ACE 65
AD 90, 97
AHR 28
AIA 61
airway hyperreactivity 28
allergic bronchopulmonary
　　aspergillosis 61
allergic bronchopulmonary
　　mycosis 62
Allergic Rhinitis and its
　　Impact of Asthma 69
angiotensin-converting
　　enzyme 65
API 48
ARIA 69
aspirin-intolerant asthma 61
asthma predictive index 48
atopic dermatitis 90

BHL 65
bilateral hilar
　　lymphadenopathy 65

chronic obstructive pulmonary
　　disease 28
Churg-Strauss syndrome 62
coin-sized eczema 91
COPD 28, 33, 40

dalayed type hypersensitivity
　　101
Der 1 量 15
DIHS 126
DPI 35
drug-induced hypersensitivity
　　syndrome 126
DTH 101

EB 24
EGPA 62
EIA 34, 61
EIB 61
eosinophilic bronchitis 24
eosinophilic granulomatosis
　　with polyangitis 62
exercise-induced asthma 34,
　　61
exercise-induced
　　bronchoconstriction 61

farmer's lung 63
FDEIA 111, 114
FLG 92, 96
food-dependent exercise-
　　induced anaphylaxis 111
FTU 89

gastroesophageal reflux
　　disease 21
GERD 21, 23, 35
GINA 57
Grobal Initiative for Asthma
　　57

hevein 129
HHV6 126
HP 63
hypersensitive pneumonitis
　　63

ICS 35, 47, 59
idiopathic interstitial
　　pneumonia 65
idiopathic pulmonary fibrosis
　　65
IgE 9
IIPs 65
IL-13 142
IL-5 142

inhaled corticosteroids 47
IPF 65

JGL 40
JPGL 47

LABA 59
LAMA 60
LTRA 59

Malasseziaglobosa 92

non-steroidal anti-
　　inflammatory drugs 61
NSAIDs 32, 61, 120

OAS 6, 18, 73, 94, 106, 111
OIT 109
oral allergy syndrome 6, 73,
　　94, 111
oral immunotherapy 109

pMDI 35
pollen-food allergy syndrome
　　112
probability curve 95
PT 106

QOL 67, 149

reactive airway disease 48
recombnant タンパク質
　　MGL1304 92
remodeling 55, 57

SABA 60
selective serotonin reuptake
　　inhibitors 25, 141
serotonin & norepinephrine
　　reuptake inhibitors 141
SJS 126

SNRI　141
SPT　106
SSRI　25, 141
STAT6　97
Stevens-Johnson syndrome　126

TEN　126
thymus and activation regulated chemokine　91
toxic epidermal necrolysis　126

wheat-dependent exercise-induced anaphylaxis　112
wheezy bronchitis　48

ア　行

IgE 依存性原因物質　32
IgE 非依存性原因物質　32
アクションプラン　42
アスピリン喘息　61
汗アレルギー　92
汗抗原の精製　92
アドヒアランス　42, 49, 143
アトピー咳嗽　24
アトピー性眼瞼炎　80
アトピー性皮膚炎　18, 49, 84, 90, 97
アトピー性皮膚炎診療ガイドライン　87
アトピー素因　28
アドボカシー活動　143
アナフィラキシー　1, 4, 19, 107, 119, 121, 123
アナフィラキシーショック　31
アニサキスアレルギー　113
アレルギー疾患対策基本法　39
アレルギー性気管支肺アスペルギルス症　61
アレルギー性気管支肺真菌症　61
アレルギー性結膜炎　77
アレルギー性結膜疾患　77
アレルギー性鼻炎　67
　——とその喘息への影響　69

アレルギー分類　125
アレルギーを考える母の会　143
アレルゲン　15, 56, 86
アレルゲン性　115
アレルゲン免疫療法　70
アンジオテンシン変換酵素　65
安全管理義務　36

異汗性湿疹　92
石垣状乳頭増殖　79
石坂公成　5
胃食道逆流現象　21
Ⅰ型アレルギー　11
Ⅰ型アレルギー反応　77
一般市民への情報提供　36
遺伝的要因　13
今堀肇　6
医療の均てん化　39
医療連携　42
インタール経口薬　92

運動誘発気管支攣縮　61
運動誘発性食物アレルギー　32
運動誘発喘息　34, 61

衛生仮説　13
栄養指導　108
栄養食事指導（食物アレルギー）　114
液性免疫　9
エピトープ特異的 IgE 抗体の測定法　95
エピペン　108, 119, 131, 145
　——の自己注射　31
　教職員の——使用　147
エフェクター T 細胞　102
炎帝　1

黄色ブドウ球菌　86
屋外活動　83

カ　行

獲得免疫　8
過剰適応型性格　34
加水分解小麦　113

学校給食における食物アレルギー対応指針　145
学校生活管理指導表　119
学校生活管理指導表（アレルギー疾患用）　55
学校のアレルギー疾患に対する取り組みガイドライン　145
活動性結核　35
カビ　17
過敏性肺炎　63, 137
かぶれ　101, 137
花粉症　2
花粉食物アレルギー症候群　7, 112
花粉防止用眼鏡　82
貨幣状湿疹　91
カモガヤ　17
カルシニューリン阻害薬　80
カルシニューリン抑制性外用薬　88
過労死防止法案　36
環境アレルゲン　28
環境因子　57
環境整備　42
環境要因　13
眼脂　77
カンジダ性間擦疹　88
間質性肺炎　63
患者教育　149
患者支援団体　36
患者の生活の質　39
乾燥性湿疹（皮脂欠乏性湿疹）　91
眼掻痒感　77
汗疱状湿疹　92
管理栄養士　114

気管支喘息　15
気道アレルギー疾患　21
気道炎症　47, 55
気道可逆性試験　58
気道過敏性　28
気道過敏性試験　58
キノロン系　122
逆流性食道炎　35

救急救命士　146
急性1次毒性皮膚炎　102
急性結膜炎　77
急性中毒型　102
吸入 β_2 刺激薬（SABA）　60
吸入手技　44
吸入ステロイド（ICS）　35, 47, 59
吸入療法のステップアップをめざす会　45
胸郭変形　50
教職員のエピペン使用　147
局所麻酔薬　123
気流制限　27
金属アレルギー　91, 103

クインケ，H. I.　4
果物　110
果物野菜アレルギー　112
グルパール19S　114

経口免疫寛容　10
経口免疫療法　108
継続教育　36
化粧品感作型　111
血液好酸球数　67
血管運動性鼻炎　69, 72
血清TARC値　91
血清総IgE検査　67, 68
血清特異的IgE検査　67
解熱鎮痛薬　19
ケミカルメディエーター遊離抑制薬　70
ゲル-クームス分類　11, 121, 125
減感作療法　136
研修会　146

抗アレルギー点眼薬　78
抗炎症治療　50
抗菌ペプチド　86
抗菌薬　19
口腔アレルギー症候群　6, 18, 73, 94, 105, 110, 111
抗原特異的IgE検査　68
抗原特異的IgE抗体価　106

抗原誘発テスト　67, 69
好酸球　78
好酸球数　90
好酸球性炎症　28
好酸球性気管支炎　24
好酸球性多発血管炎性肉芽腫症　62
光線過敏性皮膚炎　101
抗体　9
黄帝　1
喉頭アレルギー　24
抗ヒスタミン薬　98, 99
誤嚥性肺炎　35
呼吸機能検査　50
個体因子　57
小麦依存性運動誘発アナフィラキシー　112, 114
コリン性蕁麻疹　92
コンタクトレンズ装用　82

サ行

最大呼気流量計　31
在宅酸素療法　35
細胞性免疫　9, 10
──による遅延型アレルギー　101
サルコイドーシス　65
サルブタモール　28
III型アレルギー　11

ジェンナー，E.　3
自家感作性皮膚炎　101
色素性接触皮膚炎　101
シクロスポリン点眼薬　80
刺激性接触皮膚炎　102
自己管理　31, 147
自己管理技術　36
自己管理計画書　42
自己管理指導　36
自己責任　147
思春期喘息　50
自然免疫　8
持続増悪因子　140
七条小次郎　6
湿疹型接触皮膚炎　103
シナ，I.　2

社会的健康度　33
充血　77
重症度分類　58
重症薬疹　125
手術的治療法　70
春季カタル　79
準備因子　140
条件付け　138
小児気管支喘息治療・管理ガイドライン　47
小児喘息　47
初期療法　78
職業性アレルギー　19, 133
職業性接触蕁麻疹　137
職業性接触皮膚炎　137
職業性喘息　33, 133
食品表示　117
食物アレルギー　18, 94, 105, 109, 113
食物依存性運動誘発アナフィラキシー　94, 106, 111
食物経口負荷試験　107, 115
食物除去　115
シラカンバ　112
脂漏性皮膚炎合併型AD　91, 93
真菌　17
寝具　15
人工涙液による洗眼　81
心身医学的側面　139
心身医学的治療　140
心身相関　138
『神農本草経』　1
心不全　35
蕁麻疹　98, 125
蕁麻疹・血管性浮腫の治療ガイドライン　99
心理的因子　137, 140
心理的ストレス　138

スギ　17, 67
スキンケア　88
スクラッチテスト　131
スティーヴンス・ジョンソン症候群　126
ステロイド外用薬　88

索　引

ステロイド眼軟膏　81
ステロイド点眼薬　78
　　──の副作用　79
ストレス　33, 139
ストレス管理　33

成人食物アレルギー　110
咳喘息　23
舌下免疫療法　74
石鹸　113
接触蕁麻疹　94
接触皮膚炎　101, 125
接触皮膚炎症候群　103, 104
セラミド　97
セロトニン・ノルアドレナリン再取り込み阻害薬　141
全身性接触皮膚炎（一種の薬疹）　103
喘息　21, 31
　　──の診断基準　25
喘息（小児）　47
喘息管理の国際指針　57
喘息死　31, 56
喘息様（性）気管支炎　48
喘息予防・管理ガイドライン　40, 55
選択的セロトニン再取り込み阻害薬　25, 141
喘鳴　27, 48, 55

増悪因子　57
造影剤　19, 123
早期診断インデックス　48
早期摂取　109
相談窓口　152
即時型アレルギー　11, 128
即時型喘息反応　57
ソルター, H.　3

タ　行

耐性獲得　94, 105
苔癬化病変　91
代替栄養　117
代替食品　117
第二世代抗ヒスタミン薬　70
タクロリムス点眼薬　80

多型紅斑型薬疹　126
ダニアレルゲン　15
タバコ煙　33
短期大量療法　31

遅延型アレルギー　11
遅延型接触過敏症　103
遅発型喘息反応　57
チャーグ・ストラウス症候群　62
茶のしずく石鹸　114
中毒性表皮壊死症　126
腸管外感作型発症型　111
腸管免疫　10
長期管理薬　36
長時間作用性 β_2 刺激薬（LABA）　59
長時間作用性抗コリン薬（LAMA）　60
治療ステップ　59

定量噴霧式吸入薬　35
点眼指導　83
転地療法　33
天然ゴムラテックス　128
天然保湿因子　85

特異体質反応　120
特異的 IgE 抗体　136
特異的免疫療法　136
特定原材料　117
特発性間質性肺炎　65
特発性肺線維症　65
ドライスキン　91
トロンボキサン A_2 受容体拮抗薬　72
貪食細胞　9

ナ　行

夏型過敏性肺炎　63
Ⅱ型アレルギー　11
肉芽腫　101
乳児湿疹　84, 85
乳児脂漏性皮膚炎　88
乳児喘息　48

ネコ　16

農夫肺　63, 137

ハ　行

バイオマーカー　142
肺線維症　63
パウダーフリーラテックス手袋　132
ハチ毒アレルギー　19
発症予防　109
パッチテスト（PT）　102
発病因子　57
鼻噴霧用ステロイド薬　71
バリア機能　85
ハンノキ　112

光接触アレルギー　103
鼻鏡検査　68
ピークフロー　135
ピークフロー管理　58
ピークフローメーター　31
皮脂欠乏性湿疹　91
鼻汁好酸球数　67
鼻汁中好酸球　68
ヒスタミン　138
ヒスタミン H_1 受容体拮抗薬　98, 99
非ステロイド性抗炎症薬　32, 61, 113, 120
ヒト6型ヘルペスウィルス　126
皮内テスト　67
ピーナッツアレルギー　97
ヒノキ　17
皮膚アレルギー　124
皮膚テスト　69
皮膚バリアー障害　96
皮膚プリックテスト　106
ヒポクラテス　1
病薬連携　44
ピルケ, C.V.　4

フィラグリン　97
フィラグリン（FLG）変異　92
フィラグリン遺伝子異常　13

服薬情報等提供料　44
不耐症　120
ブタクサ　17
ブタクサ花粉症　6
ブラックレイ，C. H.　4
プリックテスト　94, 106, 112, 122, 131
プール　82
プレドニゾロン　31
プロアクティブ療法　90
フロイヤー，J.　2
プロバビリティーカーブ　95

米杉喘息　6, 133
β_2 刺激薬　27
β ラクタム系抗菌薬　122
ペット　16
ペニシリン系抗菌薬　122
ペピス，J.　5
扁平苔癬型接触皮膚炎　103
扁平苔癬様皮疹　101

保育所におけるアレルギー疾患生活管理指導表　55
保育所におけるアレルギー対応ガイドライン　145
放射線造影剤　123

ボストック，J.　3
ホーマー　1
本間棗軒　5

マ 行

マイモニデス，M.　2
曲直瀬玄朔　5
マラセチア　94
マラセチアアレルギー　91, 93
慢性蓄積型　102
慢性蓄積性皮膚炎　102
慢性閉塞性肺疾患　28, 33, 40

三沢敬義　6

メディカルスタッフ　147
メネス王　1
免疫グロブリン　9
免疫抑制点眼薬　80

ヤ 行

薬剤性過敏症症候群　126
薬物アレルギー　19, 120
薬物治療　42
野菜　110

誘発因子　140

ヨハンソン，S. G. O.　5
IV 型アレルギー　11

ラ 行

ライフサイクル　34
ラーズィー，A.　2
ラテックスアレルギー　19, 128
ラテックス-フルーツ症候群　113, 131
ラマチーニ，B.　3
ランゲルハンス細胞　86

リアクティブ療法　89
リモデリング　55, 57
流行性角結膜炎　77
両側肺門リンパ節腫脹　65

涙液中総 IgE　78
ルクレティウス　2

ロイコトリエン受容体拮抗薬（LTRA）　47, 59, 72

ワ 行

ワイマン，M.　3

メディカルスタッフから教職員まで
アレルギーのはなし
―予防・治療・自己管理―

定価はカバーに表示

2017年2月25日　初版第1刷

編 者　秋　山　一　男

大　田　　　健

近　藤　直　実

発行者　朝　倉　誠　造

発行所　株式会社　朝　倉　書　店
東京都新宿区新小川町 6-29
郵便番号　162-8707
電　話　03(3260)0141
ＦＡＸ　03(3260)0180
http://www.asakura.co.jp

〈検印省略〉

© 2017 〈無断複写・転載を禁ず〉

印刷・製本　東国文化

ISBN 978-4-254-30114-4　C 3047　　Printed in Korea

JCOPY　〈(社)出版者著作権管理機構　委託出版物〉

本書の無断複写は著作権法上での例外を除き禁じられています．複写される場合は，そのつど事前に，(社)出版者著作権管理機構（電話 03-3513-6969, FAX 03-3513-6979, e-mail: info@jcopy.or.jp）の許諾を得てください．

聖マリアンナ医大 中島秀喜著	
感染症のはなし ―新興・再興感染症と闘う― 30110-6 C3047　　　　A5判 200頁 本体2800円	エボラ出血熱やマールブルク熱などの新興・再興感染症から，エイズ，新型インフルエンザ，プリオン病，バイオテロまで，その原因ウイルスの発見の歴史から，症状・治療・予防まで，社会との関わりを密接に交えながら解説する。

カビ相談センター監修　カビ相談センター 高鳥浩介・ 大阪府公衆衛生研 久米田裕子編	
カビのはなし ―ミクロな隣人のサイエンス― 64042-7 C3077　　　　A5判 164頁 本体2800円	生活環境（衣食住）におけるカビの環境被害・健康被害等について，正確な知識を得られるよう平易に解説した，第一人者による初のカビの専門書。〔内容〕食・住・衣のカビ／被害（もの・環境・健康への害）／防ぐ／有用なカビ／共生／コラム

法政大 島野智之・北海道教育大 髙久　元編	
ダニのはなし ―人間との関わり― 64043-4 C3077　　　　A5判 192頁 本体3000円	人間生活の周辺に常にいるにもかかわらず，多くの人が正しい知識を持たないままに暮らしているダニ。本書はダニにかかわる多方面の専門家が，正しい情報や知識をわかりやすく，かつある程度網羅的に解説したダニの入門書である。

杉崎紀子著　神崎　史絵	
からだのしくみ ―ナースの視点― 33009-0 C3047　　　　A5判 184頁 本体2200円	看護師を目指して学ぶ人のために，苦手とされやすい解剖生理，生化学を基本に身体のしくみとその変化について，わかりやすく解説。各テーマは，二色刷りのイラストとともに見開き2ページでまとめ，目で見ても理解しやすい構成とした。

東京医大 井上雄一・広島大 林　光緒編	
眠気の科学 ―そのメカニズムと対応― 30103-8 C3047　　　　A5判 244頁 本体3600円	これまで大きな問題にもかかわらず啓発が不十分だった日中の眠気や断眠（睡眠不足）について，最新の科学データを収載し，社会的影響だけでなく脳科学や医学的側面からそのメカニズムと対処法に言及する。関係者必読の初の学術専門書

東京医大 井上雄一・東京医大 岡島　義編	
不眠の科学 30112-0 C3047　　　　A5判 260頁 本体3900円	不眠の知識，対策，病態，治療法等について最新の知見を加え詳解。〔内容〕基礎／総論／各論（女性／小児期／高齢者／うつ病／糖尿病／高血圧・虚血性心疾患／悪性新生物／疼痛／夜間排尿／災害・ストレス等）／認知行動療法マニュアル付

北里大 鶴田陽和著	
すべての医療系学生・研究者に贈る　**独習統計学24講** ―医療データの見方・使い方― 12193-3 C3041　　　　A5判 224頁 本体3200円	医療分野で必須の統計的概念を入門者にも理解できるよう丁寧に解説。高校までの数学のみを用い，プラセボ効果や有病率など身近な話題を通じて，統計学の考え方から研究デザイン，確率分布，推定，検定までを一歩一歩学習する。

北里大 鶴田陽和著	
すべての医療系学生・研究者に贈る　**独習統計学応用編24講** ―分割表・回帰分析・ロジスティック回帰― 12217-6 C3041　　　　A5判 248頁 本体3500円	好評の「独習」テキスト待望の続編。統計学基礎，分割表，回帰分析，ロジスティック回帰の四部構成。前著同様とくに初学者がつまづきやすい点を明解に解説する。豊富な事例と演習問題，計算機の実行で理解を深める。再入門にも好適。

元東大 古川俊之監修 医学統計学研究センター 丹後俊郎著 統計ライブラリー	
医学への統計学 第3版 12832-1 C3341　　　　A5判 304頁 本体5000円	医学系全般の，より広範な領域で統計学的なアプローチの重要性を説く定評ある教科書。〔内容〕医学データの整理／平均値に関する推測／相関係数と回帰直線に関する推測／比率と分割表に関する推論／実験計画法／標本の大きさの決め方／他

山岡和枝・安達美佐・渡辺満利子・丹後俊郎著 統計ライブラリー	
ライフスタイル改善の実践と評価 ―生活習慣病発症・重症化の予防に向けて― 12835-2 C3341　　　　A5判 232頁 本体3700円	食事・生活習慣をベースとした糖尿病患者へのライフスタイル改善の効果的実践を計るための方法や手順をまとめたもの。調査票の作成，プログラムの実践，効果の評価，まとめ方，データの収集から解析に必要な統計手法までを実践的に解説。

上記価格（税別）は 2017 年 1 月現在